熟年館

找回存有的價值，找回生活的樂趣
找回親子的溝通，找回自己的天空

獻給親愛的老婆。

熟年館03

臺灣的病人最幸福

——有圖有真相

劉育志 著

臺灣商務印書館

目錄

目錄

目錄

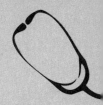

目錄

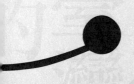

目錄

PART 5 交易生命

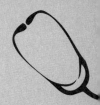

推薦序1

有筆有劍有肝膽

傅志遠（林口長庚醫院外傷急症外科醫師／作家）

每一個病人背後都有故事；在看盡人生百態後，每一個醫師都可以是說故事的人。身為外科醫師，亦身為文字創作者，劉育志醫師用筆桿、用手術刀，記下一則則撼動人心的故事。

甫接到劉醫師來信，邀請我為他的新書作序，感到受寵若驚，卻又誠惶誠恐。同為外科醫師，在年紀與資歷上，我們相差無多；但在文字創作的領域，劉醫師可算是我的前輩，無論是經營個人網站或是文字出版品，都足足領先我許多年！時而犀利、時而詼諧的文筆，將醫療現狀人生百態，真實而辛辣地記錄下來。與其說我是他的同行，更不如說我是他的讀者。

的確，就如書名所說：「臺灣的病人最幸福」。全民健保的開辦，給了許多過去因為經濟狀況不佳，因而喪失就醫權利的民眾重生機會。這樣的政策無疑幫助了許多病患，讓民眾可以用最短的時間與最便宜的費用，享受到最高品質的醫療；但相對的，也連帶衍生出不少弊端，並引誘出人性貪婪的一面。民眾對健保資源的不珍惜，對醫療專業因為價格低廉而造成的不尊重，也直接、間接地打擊了醫療人員的士氣。書中一篇篇的故事引人入勝，一旦開了頭便忍不住一口氣讀到最後，身為醫療同業，拜讀之後有種「心有戚戚焉」的感動。

網路世界裡不乏針對現今醫療環境種種亂象的文章，但難免夾雜情緒性的抱怨而不值得一哂。面對這不友善的環境與信任關係的崩解，部分醫療人員選擇隱忍、默默承受；也有更多人選擇離開，追求更安全的工作環境與更好的生活品質，這些年急重症醫療人才的急遽流失就是最明顯的例證。

身為一個外科醫師，必須鎮日面對來自體力、耐力與高醫療糾紛風險的壓力與挑戰，就如同戰士一般，拿著手術刀與死神拚命。劉醫師一手握持著手術刀，另一手則握持鋒利的鐵筆，用文字記錄下行醫過程目睹的趣聞、怪象，甚至是人心的險惡。而深入淺出的文字，即便是非醫療專業的讀者，也能清楚瞭解現今醫療現況，以及醫界所面臨的困境。

書中沒有抱怨、沒有批判，作者選擇用正向的態度面對，引經據典、旁徵博引，對當代醫療環境提出正面建議與分析。闡述自己的經驗與理念，用真實的數字與證據令讀者瞭解「臺灣的病人最幸福」，進而讓臺灣的病人能夠惜福，珍惜這得來不易的公共政策，以及給在前線為病人拚命的急重症醫療人員多一點鼓勵！此等專業與膽識，劉醫師早已令同儕難以望其項背。

「臺灣的病人最幸福」，這不是口號，而是事實，更是本值得拜讀的好書。

有筆有劍有肝膽，是我對本書作者的評價。

推薦序2

亦狂亦俠亦溫文

施景中（臺大醫院婦產科醫師）

與劉兄的相識在去年，那時花蓮玉里唯一的一位婦產科醫師，因日夜待命接生，身心俱疲，在連上二十二天的班後，終於崩潰倦勤。大家知道醫療崩壞終會發生，但總認為不會在我眼前出現。劉兄雖是外科醫師，但在此時仗義執言，與我討論了現況後，將大量的衛生署統計數據，以他洗練的圖文功力，化為觸目驚心的圖表（見書中〈瀕臨絕種的婦產科醫師〉）；此資料隨即被廣泛傳閱，民眾突然驚覺，原來全台已經有超過六成的鄉鎮無婦產科醫師可以接生！原來婦產科醫生比議員還稀少，平均年齡更超過五十五歲，不久都要屆齡退休了！這份資料後來被改編成一醫療保健雜誌的內容，甚至成為環衛組立委的問政資料，在國會裡質詢官員。

其實何止婦產科，在臺灣曾經完善的內、外、婦、兒、急重症醫療，全部都面臨崩盤。不可諱言，血汗健保是問題的根源，但層出不窮的醫療糾紛，更是摧枯拉朽的頭號助手。書中〈醫師，謝謝你〉一文，道盡了醫者的難處；縱使醫術再高明，醫師也無法逆天行事，生老病死，原是人生不變的法則；倘若家屬以為只要把病人送進醫院，一定可以讓病人起死回生，那就真的教醫師太沉重了。病人還活著時，醫師費勁解說的對象，多是一些真正關心的家人；病人一旦撒手人寰，那些最早棄親人於不顧的，卻總是最快也最蠻橫地來醫院討「誠意」。專家一向告誡要有充分的溝通才能避免醫糾，但這在臺灣可以說完全無用。這些醫師如果夠幸運，醫院會幫忙負擔賠償；倒楣的，便得自己面對訴訟和巨額的賠償，因此能夠繼續堅持在自己崗位上的，當然少之又少了。文中最後結局令人咋舌，請各位自行享用。

另外，您可曾聽過，在臺灣護理人力不夠，有部分醫院的護理人員，被迫從八小時的班改為十二小時的班以填滿班表；而在無法應付之下，縮減產房服務，卻又被議員及衛生局勒令開放？您是否聽過有人把救護車當免費計程車，把急診當快速門診？這些荒謬的事件在臺灣一再上演，劉醫師書中對「護病比例」、「濫用急診資源」等令醫護咋舌、扼腕的狀況，有許多精彩的數據辨證及闡述。在臺灣，究竟有多少人可以真正瞭解，他們正在揮霍的，不是自己所繳納的健保費，他們揮霍掉的，是最珍貴的子孫財，是臺灣優秀的醫療人才、和一去不回的醫療環境。

非常樂意在此推薦好友劉醫師的大作，很高興有人願意說出實話，當醫療環境正迅速崩壞，至少讓我們曉得美好的醫療是怎樣被破壞的。

自序

劉育志

醫學是因為人而存在，自然也脫離不了人性的範疇。很高興這一回能夠把幾種不同樣貌的文章收錄在同一本書中，可以說說故事，也可以從輕鬆的角度來談談醫療，再聊聊藏在幕後主宰人類行為的力量。

隨著醫學的進步，世界也越來越複雜。兩百年前，很少人敢嘗試進到腹腔動手術，因為既沒有麻醉技術，也無法控制感染，開刀過程很慘烈，結局又幾乎都是以死亡收場，當時外科醫師的能力相當有限；而在今日，手術已經成為常規治療的一部分。回顧人類的歷史，有將近兩千年的時間，「放血」是常見的治療方式，不管頭痛、腳痛、發燒、天花還是精神病，都會放掉一碗又一碗的血，甚至連華盛頓都可能是死於放血，因為生病臥床的他被放掉了將近兩千五百毫升的血液。曾經被奉行的圭臬，成了致命的兇手。

近代醫學所帶來的改變是顯而易見，人類受益於此，卻也不斷地想要更多，有人想要購買器官，有人想要訂製生命，醫學已然挑起了人類對於長生不老的渴望。

毫無疑問的，醫學帶給人類的是希望、是驚奇、是喜悅，更是複雜與困惑。醫學、生命、金錢與人性在不知不覺中將我們緊緊纏繞。身在其中的我們偶爾也要試著跳出漩渦，嘗試釐清自己的處境。

當醫學漸漸變成了滿足欲望的工具，我們將需要更謹慎的反省，並思索未來該走的方向。我們所求的到底是什麼？又要往哪裡去？世上沒有什麼東西是單純的美好，或是天經地義的理所當然。永遠都要小心檢視被我們所奉行的圭臬，因為它可能是良方，也可能是毒藥。

希望我們可以從過往的經驗中，尋到問題的癥結；也希望我們可以誠實地面對複雜的人性，藉由理解人性的弱點與不足，而規劃出更適切的道路，因為那是我們共同的未來。

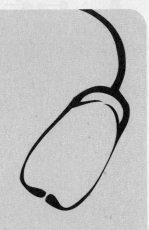

PART 1

醫在問途

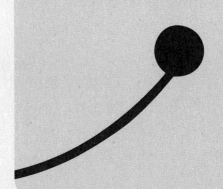

1 ／ 分寸

時代變了，年輕女孩已經可以在大庭廣眾、眾目睽睽下提出如此私密的問題……

午餐時刻，我正開心扒著便當，呼嚕嚕大口嚼著，完全不顧形象那一種。休息室邊角，護理師睿芸正趴在一張偌大的粉紅壁報紙上專注畫著，七彩麥克筆散在一旁。睿芸二十出頭歲，到醫院上班才半年多，性子開朗活潑，人緣甚好。她上大夜班，今兒個下了班還留在病房，認真模樣。

「劉醫師，能不能問個問題啊？」睿芸突然抬起頭問。

我點了點頭，一邊嚼著飯。

「『ㄧㄣ』『ㄉㄧˋ』要怎麼寫啊？」睿芸清脆地問。

聽完，我心頭一震，險些兒噴出

滿口飯粒。

「啥!?」以為耳朵聽花了，我強自鎮定。

「就『ㄧㄣ』『ㄉㄧˋ』啊，到底要怎麼寫啊？」睿芸又唸了一回，咬字加倍清晰。

這一回聽仔細了，我心下大驚，時代真是變了，大大不同了，年輕女孩已經可以在大庭廣眾、眾目睽睽下提出如此私密的問題，而且臉不紅、氣不喘。

我盯著睿芸一雙大眼，轉念想：「等等等等……此問必然有詐，莫要魯莽回答，落入圈套。」

偏偏，瞧她一副正經模樣，完全不似說笑捉弄。我只好假作思考貌，腦子裡飛快轉著。

看她桌上擺著壁報紙、麥克筆，「或許是要做衛教海報什麼的。」我心裡想。偶爾病房會製作一些教材，提供病患及家屬們基本簡單的醫學知識。

不過，這裡是外科病房耶！又怎麼會有關於「陰蒂」的衛教海報。縱然是稍有相關聯的手術，我可全沒半點印象，連聽都沒聽說過。

我支支吾吾了半天，一時不知該作何回答。人家姑娘家問得如此落落大方，我卻是這樣扭扭捏捏可是會給人看小了。要是避不回答，豈不越顯得心中有鬼？

陰蒂和鼻子、耳朵、手指頭一般，也是人體的一部分，何故這樣難以啟齒，也不過就是個尋常的解剖學專有名詞嘛。

「嗯，可能是想要問『陰蒂』的英文怎麼拼吧。」我終於找到一個圓滿合理的解釋，算是有了台階，心下大喜。

秉持醫學教育為出發點，如何能心有雜念。我一派輕鬆，若無其事地說：「喔！就c、l、i、t、o、r、i、s。」把一個個字母拼出來。

「c、l、i、t、o，吼！什麼跟什麼啦！人家不是在問英文啦！」睿芸拿起壁報紙，走了過來。

「啥!?不是問英文……」我心頭又是一驚，「苦也，這下子給逼到懸崖邊，退無可退，不得不面對了。」

睿芸把壁報紙攤在我面前，指著上頭的粗體字問：「這個『ㄉㄧˋ』到底是『艸』字頭還是『竹』字頭啊？」

我幾乎是要破涕為笑，鬆了口氣，卻越是無地自容。羞矣！休已！

只見海報上頭幾個赭紅大字寫著「請勿亂丟烟蒂」。

※

唉……莫要怪我死腦筋、食古不化，我可是生在那個上健康教育總是遮遮掩掩的年代。唉……越是遮掩，越是往腦裡鑽去……

我不禁憤恨恨想，睿芸這小妮子該重重打屁股，「烟」唸「ㄧㄢ」，不唸「ㄧㄣ」，這麼一攪和害我全亂了分寸。

「有邊讀邊」，實在害煞人也。

2／先生！請你放輕鬆

聽到要把原子筆桿粗細的導尿管塞進尿道裡，光想就覺得疼……

醫院裡會讓人皮肉疼的東西，除了針頭以外，還有許多式樣不同功能的管子。鼻胃管跟尿管最是常見。

聽到要插導尿管，大多數人都是縮頸子、皺眉頭、求饒模樣。聽到要把原子筆桿粗細的導尿管塞進尿道裡，光想就覺得疼。很多時候，病人因為暫時沒法下床，或是病情需要，放置導尿管是必要的做法。情非得已，也只好忍耐幾天。

置放導尿管算是行醫路上的入門功夫。

※

這一個傍晚，我在急診診間裡，倚著靠背歇著；小學妹趁著空檔，捧著書本研讀。剛進到醫院工作，總是戰戰兢兢。

護理師吟貞推了治療車過來，說：「吳醫師，四十九床的病人要插尿管，東西都已經備好了。」

「喔，好的。」學妹嬌滴滴、可人、清脆地回答。放下手上的小冊子，起身去工作，甚是勤快。

學妹推著治療車來到床邊，拉上布簾，客氣說了：「先生您好，要幫你插導尿管。會有點不舒服，可能要忍耐一下。」

那是位二十五、六歲年紀的年輕人，酒後騎摩托車撞上電線桿，摔斷了左腿，暫時吊上牽引錘固定，等待要進開刀房處理。

置放導尿管前，消毒的步驟很重要，才能減少後續尿道感染的機會。一根根消毒棉棒，以尿道口為中心，順著同心圓依序消毒。然後會一手握住重點，一手放進尿管。

因為導尿管是橡皮軟管，軟軟的一根長條，拿捏力道要靠點兒工夫。放進導尿管後，會用針筒注水，撐起導尿管前頭的小水球，讓小水球能卡住膀胱出口，防止尿管滑脫。

「先生，現在要消毒，手不要過來喔。」學妹好聲好氣地解說，一步步來。過了好一會兒，才又聽學妹的聲音接著說：「現在要放尿管了，會比較痛，忍耐一下。」我心想，該是學妹特別認真仔細，才會花上好幾分鐘消毒。

「先生，放輕鬆喔。」小學妹的語調總是柔柔的。

過了一會兒。

「先生，你要放輕鬆啦……」小學妹的口氣好像有點兒不耐。

又過了好一會兒，一直沒聽到後續的動靜，我不禁望望掛在牆上的時鐘，再望望布簾，心頭滿是疑惑。

「先生！放輕鬆好不好！你一直這樣硬……是要怎麼插尿管？」

簾幕外頭的幾個人會心一笑。

我不禁想，下回學弟妹準備插導尿管前，一定要記得交代清楚，消毒的動作務必儘速完成。要快、要準、要狠！

拿著冰涼涼、濕滑滑的大棉棒消毒，萬萬不可溫柔反覆，來來回回，往往復復，這麼幾下磨蹭如何得了！更遑論小學妹嬌滴滴的魅力囉。接連觸發的是與生俱來的反射，這種反射完全不受意識控制，更不是想要「放輕鬆」就能「放輕鬆」，實在不能怪罪年輕氣盛臭男生啊。

※

「劉醫師，你要不要進去幫幫忙啊？」吟貞斜了一眼，似笑非笑。

我心裡想，年輕人喝酒闖禍，總要吃點兒苦頭，也就不忙著插手。

突然，「啊！」學妹一聲驚呼。

「吳醫師，怎麼了？需要幫忙嗎？」吟貞關心地問。

「人家眼睛被噴到了啦！」小學妹帶點兒掙扎的語氣講。

這一聽，我心裡大驚，乖乖不得了，事不宜遲，到這步田地可得快快處理才行。趕忙戴起了無菌手套，閃身進到簾子裡。只見學妹側了頭，用挽起在手臂的袖子正擦拭著臉，手裡還握著要注水的針筒。

我恍然大悟，原來是在最後一個步驟出了差錯。學妹注水的力道過猛，沒灌進水球，反倒濺了自己滿臉。

瞧清楚了，噴在臉頰上的只是清水，我才鬆了口氣，卻也不禁為自個兒邪惡的怪心思訕訕一笑。回過身，向吟貞討了小瓶蒸餾水，眼角只瞧見，躺在床上已然酒醒的年輕人一臉無辜模樣。

3 ／ 電梯裡的事

靠走道那部是醫院裡唯一沒有裝設鏡子的電梯，通常這背後都有點兒故事……

大多數的電梯裡頭常會裝設鏡子，這樣可以讓空間感覺較寬廣，不會太過侷促。醫院西翼的三部大型電梯容得下推床，是專門留給醫療使用，其中靠走道那部是唯一沒有裝設鏡子的電梯，通常這背後都有點兒故事。上刀的時候，蔡醫師這麼告訴我。

多年前的一個夜裡，當時蔡醫師是住院醫師。剛結束急診手術的他飢腸轆轆，拖著疲憊的身軀走出開刀房，打算到樓下便利商店隨便買個微波食品填填肚子。這個時段，醫院裡洶湧的人潮早已散去，冷冷清清一片。

一旁開刀房護理站的燈全都熄掉

了，電梯上頭的紅色燈號在昏暗中顯得特別耀眼，「十、九、八、七……」

「噹！四樓到了！」親切溫柔的語音用國語、台語分別講了一次。

電梯裡有個男子，看起來已經好大年紀，頭也光了，牙也沒了，臉頰凹陷，兩道白色的眉毛很是顯眼。「請問到幾樓？」老先生問。

蔡醫師拉下口罩，在疲累的臉上擠出禮貌性的微笑，「到一樓，謝謝！」電梯繼續往下，蔡醫師深深吸了口氣，閉目休息。

「噹！一樓到了！」

蔡醫師走出電梯，心裡正盤算著該吃點什麼，突然聽到廣播響起：「10A53C，999！10A53C，999！」

「999」是醫院裡召喚急救小組的廣播代號，總機也會接連複誦發生緊急事件的床號。蔡醫師連忙坐回電梯，往病房趕去。

「蔡醫師，快！53C的病人昏過去了！都叫不醒！」走廊上正推著急救車的護理師秀琴一邊迅速地報告狀況：「看護本來以為他在睡覺，剛剛去量血壓才發現他不對勁。」

躺在病床上滿頭白髮的老先生早已不省人事。伸手摸了脈搏，似有若無，相當微弱，翻開眼皮，左側瞳孔已經放大，蔡醫師立刻戴上手套，「準備插管！」

老經驗的秀琴迅速地取出氣管內管準備。蔡醫師鬆開剎車，移動病床後，站到床頭。秀琴檢查過喉頭鏡的亮度之後傾身遞給蔡醫師，順道叮嚀，「小心，他有假牙喔。」

蔡醫師一手去撈嘴裡的假牙，一手去拆氧氣面罩的綁帶。那綁帶不知給什麼東西卡住了，試了幾次都拉不出來，蔡醫師便使了點力扯。

「嘩！」連同氧氣面罩拉下來的是頂白花花的假髮。低頭一瞥，蔡醫師可傻住了，直愣愣地瞪著眼前的老先生說不出話來。光光的頭頂，凹陷的臉頰，兩道白色的眉毛更是顯眼，正是方才在電梯裡擦肩而過的面容。

「學長，你會不會是太累了，看走了眼？」我半信半疑，悄悄地問。

「錯不了。」蔡醫師很篤定地搖搖頭，「隔天我去調閱了電梯的監視錄影帶，畫面清清楚楚。」

「這個，也不見得呀，有可能是畫質的問題啊，這樣不太準吧……」我試著自圓其說。

蔡醫師淡然一笑，道：「電梯裡面，從頭到尾都只有我，一個人。」

4 ／ 痔瘡藥不藥

「開不開藥」和醫生「小不小氣」完全無關，而是要看病情「需不需要」……

簡醫師剛結束住院醫師的訓練，升任主治醫師之後便開始有自己的門診。過去幾年的時間幾乎都穿著拖鞋關在開刀房裡，這會兒換上皮鞋坐在診間，對他而言是很不一樣的體驗。

「看診還好嗎？」我一邊打開便當盒，一邊閒聊。

「好也不好……」簡醫師有點兒喪氣。

「怎麼說？」

「今天遇到三個患者都是同樣的毛病，但是卻又很不一樣……」

「哦？」

「頭一個患者，我很仔細地解

釋、衛教，告訴他痔瘡的解剖構造和形成原因，跟他說痔瘡需要的不是藥物，而是長期的保養與和平共存。不過講了半天，他還是堅持要軟膏、塞劑和口服藥，一樣都不能少，沒領到藥是絕不罷休。後來我怕他誤會，還花了很多時間解釋，『開不開藥』和醫生『小不小氣』完全無關，而是要看病情『需不需要』。」顯然，還是有不少人覺得沒領到藥物就不算看醫生。

「第二個病人也是類似的狀況，」簡醫師道，「這次我學乖了，為了避免無謂的爭執，所以解釋完病情後，我就把痔瘡相關的藥物都開了上去。心想，這樣總該滿意了吧。」

「結果，病人批價領完藥之後又跑到診間來理論。」簡醫師攤手。

「理論什麼？」

「他跑來罵我說，『痔瘡這種小問題擦擦藥膏就好了，開這麼多藥幹什麼？你們醫生就是愛開藥！總是把病人的身體當藥櫥，開越多賺越多，你們都這樣搞，怪不得臺灣有一大堆人在洗腎！』」

簡醫師苦笑道：「他把『利慾薰心，意圖謀財害命』的醫師臭罵一頓之後，就將心中認定的『毒藥』扔在診間，氣呼呼地離開了。」

這可是天大誤會，開不開藥和醫師的收入其實並沒有關係。不過，簡醫師這回連辯駁的機會都沒有。才看了兩個患者就碰了一鼻子灰，想來心裡的挫折著實不小。曾經聽人家說過，現在的醫生和古代服侍皇上的御醫很像，一切都是皇上說了算數，無論皇上懂或不懂。相信簡醫師對這個說法，肯定有無比深刻的體驗。

「那第三個患者呢？」我問。

「連續吃了兩次虧，原因還是如此南轅北轍，害我開藥也不對，不開藥也不是。所以在解釋完病情之後，我乾脆就直接問病人，『那你想不想吃藥？』」

「結果咧？」

「結果，病人就瞪大眼睛說，『我怎麼知道，你才是醫生耶！』」

雖然簡醫師一臉苦惱，但我還是忍不住笑了。

5 ／瓶罐

大部分的手術都會有一定的術式，有些更已流傳了百年歷史。比較麻煩難搞的，反倒是這一些不按牌理出牌的案例……

「老陳啊，我阿保啦！明天早上幫我跟祕書說，麻煩她幫我請假。」

「對對對……你就說我生病，得休養幾天。」

「還有，昨天討論那個案子，你再請張總處理一下。」

「沒什麼啦，小毛病，很快就好了……」

葉保身，約四十多歲年紀，前額微微禿，一丁點兒福態。白襯衫配上靛藍底綴白點的領帶，黑色皮紋公事包擺在床邊，看談吐像是公司裡的主管階層。我來到急診時，葉先生正講著電話。中氣十足，可聽不出半點病痛。

「是他嗎？」我問。

「對對對，就是他。學長，他說有東西卡屁屁裡去了，昨天晚上卡住的。」夜班守急診的曾醫師小聲地說。

「哦！啥東西？」

「他就說是一個小罐子……」曾醫師說。

「多大的罐子？」

「他不太願意講，我只好直接找學長了。」那是年輕醫師都會遭遇的差別待遇，透著一點無奈。

待他掛掉電話我才走到床邊謹慎地問，遣詞用字都要小心琢磨，「先生，我是外科醫師，有什麼問題嗎？」

「有東西卡住了，排不出來。」葉先生說，瞧得出來是強作鎮定。

「什麼樣的東西？」我問。

「就一個差不多這樣的玻璃瓶。」葉先生圈著右手的虎口，比劃著尺寸。

「整個都進去了？」我在心中盤算著該如何取出。

「對啦，對啦！」葉先生突然顯出緊張的神情，像是上燈檯下不來的小老鼠，「還不都是鄰居的小孩，把罐子隨便放，害我不小心坐到，整罐都跑進去啦！」他自顧自扯個胡亂理由推託，嚷嚷著想要辯解，卻是欲蓋彌彰，自己露了餡。其實壓根兒沒打算問是怎麼塞進去的，反正人各有癖嘛，犯不著多事。

隔壁床腳骨折的阿伯躺著正無聊，忍不住插嘴：「先生，啊你在家裡是沒在穿褲喔？」鄉下人心眼兒直，口沒遮攔，當真是什麼話也藏不住。

※

替他作了肛門指診，使勁兒摸食指尖兒才能頂到硬硬的玻璃瓶，的確塞得頗深。這樣的情形，當然是不可能自己把罐子排出來，得進開刀房麻醉，費上一番功夫才可能解決。要進手術房麻醉總是得簽同意書。

「我自己簽可以嗎？」葉先生問。這檔尷尬的麻煩事當然是越少人知道越好。

「當然可以，不過還是要連絡家人過來，總要有人幫忙辦手續及術後照顧吧。」進手術房可不是芝麻綠豆小事，終究瞞不住的。

類似的屁屁事件偶爾都會遇上，回想上回，已經是一年多前的事兒了。前一回是根塑膠大棒子，那個好處理，麻醉後用大鉗子夾出來便成；雖然得費點兒力，不過還算容易解決。

這回的玻璃瓶可就麻煩，瓶身滑不溜丟，沒著力點兒。使力夾了又怕把瓶子弄破，在直腸裡碎成一堆銳利的玻璃片那可是災難，想都不敢想。

平常時候，大部分的手術都會有一定的術式，有些更已流傳了百年歷史。比較麻煩難搞的，反倒是這一些不按牌理出牌的案例，考驗著臨場應變判斷，腦筋急轉彎的能力。我和學長在手術檯上努力了好一陣子，嘗試了許多種不同樣式的器械。長玲惠擔任流動護士，在旁幫著出主意；她是開刀房老手，熟悉各個科別的器械。長的、直的、彎角度、帶鉤鉤，什麼都有，變魔術似的搬出許多稀奇古怪的兵器。偏偏啊，直腸裡的瓶罐又圓又滑，硬是不肯乖乖就範。

學長思索了好一會兒，說了句大家都覺得很有道理的話：「我們請婦產科來試試看，他們孩子生多了，可能比較有經驗。」

不多時，婦產科的郭醫師到場協助。她的手小巧靈活，掏啊掏，偏偏還是掏不出那玻璃瓶罐。

最後沒法，學長說：「開腹吧。」進開刀房前都已經說好了，要是沒辦法從屁屁拿出來，便只好開腹處理。

在下腹作了個切口，能容納手掌伸進腹腔的大小。我探了手臂進去摸索，很快就摸到了直腸裡的禍首，從裡頭順著腸道往下推。

「出來了，出來了！」小學弟驚呼著，他負責防守在下方，完美接殺了瓶罐，歡呼似的喊：「哇！學長，學長，是一瓶可口美番茄醬耶！」

※

葉先生的老婆在手術會談室等著，還不清楚整個事件，可能只在電話裡大略聽說，鐵青著一張臉。

「葉太太您好，我是外科醫師。」我稍微作了說明，「葉先生因為罐子卡在直腸裡，排不出來，才過來急診。罐子的位置較深，又是玻璃瓶，一直沒辦法由肛門夾出來，最後只好經由剖腹來取出罐子。」

太太一邊聽著解釋，一邊壓抑著怒氣。

「他自己塞的，是不是？」葉太太的語氣都是火藥味道。

我聳聳肩，在這種時候千萬要秉持中立，不偏不頗，不作評論，不妄下臆測。

葉太太問：「大概要住院幾天？」

「因為傷口不大，應該會順利恢復，也許兩三天就能出院了。」

待我都解釋清楚了，玲惠最後才發言。

「太太，這個……瓶子已經洗乾淨了，看您有沒要拿回去？」取出來的東西，根本上都還算是葉先生的財產，如何處置總是要徵詢家屬的意見。

氣呼呼的葉太太丟下句「不用了，謝謝！」轉身走了，還重重地甩上門，「碰！」好大一個關門聲。

「劉醫師，怎麼辦？還有……還有大半瓶呢！」玲惠小聲問。

「哎呀，那就放休息室啊，總是有餓壞的人會有不時之需嘛。」我帶了點邪惡地笑著。

玲惠已經貼心地把罐子裝了進袋子，講實在話，要若不說來歷還真沒人曉得這罐子有過這麼段曲折旅程呢。

※

在恢復室裡，我正在病歷上開立術後醫囑。

將患者整理妥當後，便會請家屬進來探視。電動門開了之後，葉太太氣呼呼地進到恢復室，忍不住便劈頭大罵，也顧不得葉先生腦袋清醒沒有。

「番茄醬!?愛塞！愛塞是不是，這麼愛塞我去買金蘭醬油給你塞！」

我埋著頭開醫囑，暗暗祝禱：金蘭醬油好大瓶罐，兩個手掌都握不牢，可萬萬萬萬塞不得啊。

6 ／ 誰先開始？

進到醫院實習的第一天，總醫師便清清楚楚地交代，「每天排到擔任助手的人，請準時進刀房，只准早到，不准遲到。」

記得當年剛到外科見習，見到手術台上的主刀醫師獨當一面、果決沉穩的風範，讓人欽佩不已，也因此對外科的師長是既崇拜又敬畏。

進到醫院實習的第一天，總醫師便清清楚楚地交代，「每天排到擔任助手的人，請準時進刀房，只准早到，不准遲到。」這是外科裡由來已久的規矩，輩分越小的，需要越早進開刀房準備，順序大多是實習醫師、住院醫師、總醫師，最後才會見到主治醫師。年輕的主治醫師通常會早一點到場，資深的教授因為公務繁忙，往往都會最晚出現。有些時候，已經消毒鋪單完畢，依然等不到教授的身影。

讓大夥兒枯等久候也不是辦法，所以總醫師會請流動護士幫忙撥電話，委婉地告知：「教授，病人已經麻醉準備好了喔。」

通常，教授會不疾不徐地下達指令：「嗯，請總醫師可以先開始，不用等我。」接獲指令，總醫師會點點頭，然後接過手術刀。

進入外科之後，忙碌的生活讓時光飛快，不知不覺間我也成了總醫師。依循往例，身為學長的我自然也會告知學弟妹們開刀房裡守時的規矩，但在少數新世代年輕人的眼中，漸漸不被當成一回事，「遲到」已經成了稀鬆平常的事兒。

有天，麻醉、消毒、鋪單都已經完成了，卻依然沒有見到學弟的身影，更糟糕的是以暴躁脾氣出名的蘇教授已經開始刷手。

流動護士連撥了幾通電話，偏偏一直都打不通。

蘇教授套好無菌衣，站上手術台後，瞥了一眼，淡淡地問：「怎麼只有你一個人？」

「欸，學弟可能還在忙，馬上會過來……」我滿臉尷尬，惶恐地一邊幫忙找藉口，一邊使眼色請流動護士快快找人。

蘇教授沉著臉沒再說話，接過手術刀劃開肚皮開始動作，一片靜默中，更顯得山雨欲來，大勢不妙。

蘇教授熟練地打開筋膜層，正要進到腹腔時，流動護士終於撥通了電話：「高醫師，請你趕快到開刀房。」

這時，蘇教授停下電燒，問：「他、人、在、哪、裡？」

流動護士低聲問了幾句，一臉為難說不出口。

「他還要多久才會到？」蘇教授又問。

流動護士只好囁囁嚅嚅地道：「高醫師說，你們可以先開始……不用等他了……」

那時刻，我只感覺一顆心懸在喉頭，不上不下。

7 / 名望

許多人當醫生當夠久了之後，都會自然而然地流露出有點近似聖人的氣質。嘴上、臉上，連齒縫裡都瀰漫著仁義道德的光輝。舉手投足、談吐言行莫不是後生小輩、芸芸眾生的楷模與表率。

今天故事的主角是位非常有名望的外科醫師，他響噹噹的名號在醫界幾乎是無人不知、無人不曉。而且我相信你一定也見過他，在電視上侃侃而談。跟歷史上許多著名的偉人一樣，他矮矮的，有一點兒胖，走的當然不是花美男的路子。

鄒長天教授的頭銜很多，現任的、卸任的、兼任的都有，若你要我全部條列出來，那肯定會冗長無聊地占掉半張稿紙，而且可能有人會想要控告我存心灌水，意圖溢領稿費。

容小弟聲明在前，鄒長天這個名字是敝人在下我費盡心思捏造出來的，縱使你翻遍名冊也不可能找到這位外科醫師。原因有兩點，其一，這事兒攸關他人隱私，若讓好事之徒不小心尋到了主角，那我可是罪該萬死；另一方面呢，也是怕有人會對號入座作不當聯想，那更是麻煩得緊。

剛剛提過，鄒教授的頭銜很多很長，諸如某某醫學會理事長、某某計畫主持人、某某中心主任、某某某某顧問。這多如繁星的理事長頭銜，有些是他自個兒創辦成立的，有些是別人為了巴結奉承硬封給他的，不管如何，他也都老著臉皮收下了。如此澎湃豐富、多采多姿的頭銜，便洋洋灑灑地印在名片上。別人的名片大多是一面中文，另一面英文；鄒教授的名片，光頭銜便裝滿了正反兩面，還滾上金邊。這麼擲地有聲的名片，我手邊就有好幾張。

同在外科工作，從實習醫師、住院醫師、主治醫師，算算也已經好多個年頭。每一回在會議或聚餐的場合見了面，鄒教授都還是會遞上名片，再拍拍肩膀好好地鼓勵一番。都同事多年，還這麼見外？噢，我也是漸漸才發現，鄒教授不是見外，每一回他可真的都當我是新面孔，以為我是外地慕名而來的後生小輩，所以都很誠懇認真地一番鼓勵。

貴人多忘事，忘事多貴人。殊不知小弟從學生時代便跟過他的刀，拉勾出力；

後來，鄒教授出國開會的時候，我都還幫他代過門診呢。「一將功成萬骨枯」是千古不變的殘酷道理，而且啊，死人骨頭們最好要乖乖認命，投胎趁早。

記得剛進到外科的時候，學長們流傳著一句話，在酒酣耳熱之時，他們告誡我說：「記住！刀法和頭銜，成反比！」

我要強調，鄒教授絕對不是這樣的人。

這麼多年來，鄒教授的刀法是有目共睹，任何親眼直擊過的人都是嘖嘖稱奇。大家也一致公認鄒教授的刀法和頭銜的、平、方，成反比！

有人可能會覺得這麼說好像太過火了，不過呢，信不信由你，反正呀，我是絕不會拿自己和家人的性命開玩笑的。

麻醉科醫師只要踏進鄒教授的刀房裡，莫不搖頭嘆息。至於被安排到跟刀當助手的住院醫師，早就心如死槁，只期待能行屍走肉安穩地度過一天。鄒教授的刀法慘不忍睹，開刀房裡每一個人都心知肚明，只有他自己不曉得。有時候邊開刀還邊佩服起自己，盛讚自己的英明神武。戴口罩的一大好處就是可以偷偷吐舌歪嘴，不過要記得用專注的眼神盯緊案發現場，才不會一恍神，不小心露出鄙夷的眼神。

當然，刀法奇爛如泥這回事，躺在手術台上麻昏的病人當然不會曉得，而巴巴趕來的家屬依然滿嘴恭維。

鄒教授刀法很爛很慢，因此大夥兒送給他一個「爛慢派」的封號，但慕名而來的患者卻是絡繹不絕。不但頭銜多，病人更是多又多。

想想看，如果有這麼多人受他殘害，那畫面會是幅多麼慘烈的人間悲劇。不過，別擔心，因為大多數的刀都不是他開的。

鄒教授常常誇口自己「事必躬親」，其實比較正確的說法是「病人麻昏睡著之前，必親自到場致意」和「當手術結束之後，必親自解釋病情」。大部分的時候，做到這些事情，鄒教授的工作大概就完成了。如果在手術過程中鄒教授忽然現身，拍拍大家的肩膀以示嘉勉慰問，那代表教授要嘛這天的心情特別好，要嘛就是跟病人的交情特別好。

手術結束的時候，流動護士會恭請教授移駕到開刀房，雙手遞上手套，再服侍教授穿上無菌衣。咦？手術都結束了，穿無菌衣作什麼？欸，剛剛都說過了嘛，教授「必」親自解釋病情。

一身嶄新帥氣的無菌衣，上頭有清晰的摺痕，無菌手套上有滑石粉，站在拍電影的角度來講，這是大忌，叫做「不連戲」。經過這番血裡來去，幾個小時的廝殺，怎麼可能一清二白？鄒教授當然不會這麼蹩腳地粗心大意，順手拾起沾滿血水的紗布，裝飾一番是肯定要的。

「這台刀有夠困難，要不是我鄒某某……」

通常鄒教授在會談室解釋病情的時候，不喜歡有人跟。聽說是因為在幾年前，有位少不經事的見習醫師聽他解釋病情時，聽到不小心笑場，該死的笑場。

難道說，鄒教授雇請密醫幫忙開刀？當然不，這是水果日報喜歡的新聞，但當然不是這麼一回事。鄒教授的開刀日很熱鬧，病人一台一台接進開刀房，負責控台的人便得趕緊去找年輕的主治醫師幫忙開，對比鄒教授的輩分，大家都是歸類在「年輕」的主治醫師。年輕的主治醫師花點時間幫忙寫書、幫忙開刀、幫忙寫論文都是天經地義、理所當然的事。如果主治醫師都沒空，總醫師便得趕緊上場救援。要是總醫師脫不了身，就輪到住院醫師上陣。住院醫師的刀開得好不好那就各憑本事，而躺在手術檯上的人兒，就只能各憑運氣，不過，無論如何可能都比他親自動手好。

但，總有人手用光的一天，沒人了該怎麼辦？那就只好派個實習醫師站在旁邊充數，雖然沒辦法動刀，至少能讓病人心裡不要有被遺棄的感覺。一方面可以撫慰人心，另一方面則趕緊去恭請鄒教授大駕。

鄒教授通常搞不太清楚誰是住院醫師，誰又是實習醫師，在他眼裡永遠都是上不了檯面，所謂「下面的人」。那一回他不耐煩地進到開刀房後，見到有人還傻呼呼地杵在一旁，龍心大不悅，罵道：「發什麼呆！趕快下刀啊！連這個也不會啊？飯桶！」

呼……幸好，那個學弟有沉住氣，沒有抄起刀子繃緊頭皮硬幹下去。

※

許多人當醫生當夠久了之後，都會自然而然地流露出有點近似聖人的氣質。嘴上、臉上，連齒縫裡都瀰漫著仁義道德的光輝。舉手投足、談吐言行莫不是後生小輩、芸芸眾生的楷模與表率。

一個人究竟有幾斤幾兩重的仁義道德，實在沒斗可量。不過，說難其實不難，甚至有些時候一眼就看得出來。

越是滿口仁義道德的人，通常就暗示骨子裡越缺乏仁義道德。所以才會在不知不覺中把仁義道德掛在口中，彷彿是件閃閃光亮的鎧甲，氣派帥氣，刀槍不過。人世間有許多的畫面常常是弔詭的諷刺。

鄒教授查房的場面向來都是派頭十足，出巡似的。見習醫師若干名、實習醫師若干名、護生若干名、再加上住院醫師和總醫師各一名，浩浩蕩蕩地在病房間遊行。旁人遠遠看見，莫不退步避讓。雖然陣仗龐大，不過真正弄得清楚狀況的大概只有總醫師一個人，是隊伍中最重要的領路人，或者說是導盲犬。

「36A，急診刀，膽囊炎開LC（Laparoscopic Cholecystectomy，腹腔鏡膽囊切除術），明天要出院。」轉身走進病房前，總醫師都會迅速地稟明狀況。

「41A，乳癌，左邊，昨天剛開完，引流管125ml，淡紅色。」

「46C，肺部腫瘤，左上葉，二．五公分大，準備安排切片。」

總醫師簡單扼要低聲地講，住院醫師急急忙忙在紙上記下種種醫囑。鄒教授大多數時候便是在跟剛進醫院，搞不清楚狀況的小學弟們胡吹、臭屁、說大話，當然也少不了仁義道德的春風化雨。醫學生們唯唯諾諾聽著，有些時候家屬也會跟著點頭叫好，不但能帶動教學相長的氣氛，更能順道拍拍馬屁。這種不著痕跡的恭維，煞是有用，會讓鄒教授一整個飄飄然，加倍有勁兒地口沫橫飛。

你可以想像，三人房的空間已經相當有限，如果又擠進這麼多人，那真的是寸步難行。

「王先生，你再過兩天就可以出院了。」鄒教授拍拍A床病人的肩膀，「你的大腸癌算比較厲害的，不過我已經幫你處理掉了，以後在門診追蹤就可以了。」

「謝謝！謝謝！鄒教授真是我們家的貴人啊！照顧我們這麼多！」王太太感激涕零，一面作揖，一面告訴一干眾小醫師，以見證者的口吻說：「我媽媽也是鄒教授開的刀，七、八年了，有夠高明！有夠高明！」

鄒教授滿意地點頭微笑，直到歌功頌德告一段落，才大袖飄飄地轉身。正要走出病房，卻不經意瞥見B床的牌子上掛著「主治醫師：鄒長天」。

鄒教授停下腳步，指著空空的病床，「人咧？」

轉頭見總醫師一臉為難，吞吞吐吐，鄒教授語氣略帶不悅，「他不知道我要來查房嗎？為什麼病人不在，連家屬都跑光光？」停頓了兩秒，「為什麼連你也不知道他去哪裡？總醫師怎麼當的？」

接下來，當然是繼續長篇大論。當時的我被圍困在C床，也就是病室最裡邊的位置已經好一陣子了，他們不走，我自然也出不去，只能被迫又聽了番微言大義的訓話。訓辭很長，摘錄概略的意思大概是，醫生要盡到醫生的責任好好地開刀，病人也要盡到病人的義務好好地配合治療，家屬必須好好地照顧，學生更要好好地學習。所以，結論，查房的時候，病人、家屬、住院醫師、醫學生大家都要到場，才能作充分的溝通，對病情才是最有幫助。有了大家同心協力的配合，才能達到最佳的治療效果，及甜蜜蜜的醫病關係，如A床所展現的一般。

「王太太，你最了解我，」鄒教授轉身跟A床的模範家屬說：「等一下他們回來，一定要告訴他們。我，來查過房。」指指自己，「結果，找不到他們。」說著把兩手一攤晃了晃，無奈模樣。

「查房找不到人，這樣不行。當醫生也希望可以配合每一個人，但是，現實上就沒有辦法嘛。」鄒教授語重心長：「病人這麼多，我們只能希望大家能配合一下，不管有多重要的事情，等查完房再去忙嘛。」

鄒教授問：「他們出去很久了嗎？」

王太太說：「沒有……大概四、五十分鐘前，護士推他出去的……」

「護士要推他出去，怎麼沒有跟我報告？有請假外出嗎？」鄒教授皺起眉頭，望著總醫師。

總醫師依然一臉為難，其餘的一干人等當然也都默不作聲。沉默，有時候也能賦予人「權威」的感覺，鄒教授相當的樂在其中。

躺在C床中風癱瘓的老伯突然冒出話來：「他被送去手術房開你的刀啦！」

唔……你應該可以想像那是個多麼有趣的畫面，病室裡除了鄒教授一臉鐵青外，其餘每個人的臉都因為奮力忍住笑而漲成了赭紅色，肚皮劇烈的震動，畫面卻是一片靜默。

我想，那一刻鄒教授的心境應該會很接近「穿新衣的國王」，在眾目睽睽下，突然困窘難堪的一絲不掛。想著想著，一個失神，我竟然該死地發出了「噗哧！」一聲笑。雖然很短、很小聲，但在被寧靜凍結的病室裡，這笑聲卻又尖又細地穿透了閃閃光亮的鎧甲，一箭穿心。

※

某年某月的某一天，如果你見到某大教授在讀完這篇文章後勃然大怒，翻桌罵人，那你應該就知道主角是誰人了。不過，噓……別說出去，心知肚明就好。千萬別破壞了鄒教授在自己和別人心中那神聖不可侵犯的形象。

從那次事件後，他就沒再發過名片給我。我覺得，他應該是記住我了。之前說過的，鄒教授最痛恨有人笑場，該死的笑場。

PART 1

醫不聊生

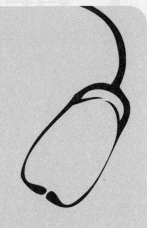

1／美麗境界

近年來，臺灣的醫療體系已然建構了一個難能可貴的美麗境界，普及、迅速、廉價又高品質。這是我們享有的幸福，卻也是我們即將面臨的危機，因為醫療崩壞的腳步已悄悄逼近，曾經擁有的美好正漸漸流失……

讓我們從一個小故事說起。

在某個夜裡，有位中年男子來到急診室，一開口即表明自己是「某國立大學人事主任」，過沒多久還義正詞嚴地大罵：「我都已經說我是人事主任了，你們還這樣，那其他沒背景的人要怎麼辦!?」

扛招牌、亮名號的狀況在急診裡是屢見不鮮。不管是什麼人物，無非就是希望能獲得特權「立即處理」。雖然大家都是如此「唯我獨尊」地希望「立刻馬上」，但急診室在處理病患時依舊得按照病況的輕重緩急，以性命垂危為優先。

急診室裡所遵循的道理叫做「檢傷分類」（triage）。檢傷分類的概念始於第一次世界大戰，為了因應戰場上的大量傷患，嘗試讓有限的醫療資源發揮最大的效用。初期的概念很簡單，把患者分三種，一種是不管救不救都會活，一種是不管救不救都會死，一種是立即介入治療有機會改變結果，第三類患者便需要積極搶救。

隨著時間演進，「檢傷分類」漸漸有了更科學的依據，而「五級檢傷分類基準」已被廣為採用。一級病患需要「復甦急救」，二級病患屬於「危急」，三級病患屬於「緊急」，四級病患屬於「次緊急」，五級病患為「非緊急」。

方才提到在急診室叫囂的人事主任在檢傷分類屬於「四級」的患者。會讓他感覺受到冷落，是因為大家正緊急處理一位性命垂危腦出血的「一級」患者，而且恰好就是他口中「沒有背景」的病人。

前前後後這位人事主任只在急診室裡待了三十分鐘，便包紮好傷口順利離院。但依舊憤恨不平，滿是怨懟。

病況緊急的患者需要優先處理，較輕微的患者需要稍作等待，這是舉世皆然的道理。其實只要看看其他國家急診室的狀況，就能夠很清楚究竟是咱們的急診太慢太爛？還是我們實在太幸福？

急診室的等候時間

先來看看美國的急診室。在美國，民眾可以透過手機應用程式即時查詢各家醫院急診室的等待時間，這裡的「等待時間」指的是來到急診後需要多少時間才會有醫師診視。

隸屬於卡羅來納健康照顧系統（Carolinas Healthcare System）有許多家醫院，急診等待時間會一併顯示。在圖一中可以見到許多家醫院的等待時間都在一個小時左右，甚至有醫院需要超過兩個小時才會得到醫師診視。

圖二為加拿大亞伯達省各醫院急診室即時更新的等候時間，幾乎所有醫院的等待時間都超過一個小時，甚至長達三、四個小時以上。除非是性命垂危的病患，否則等待是相當正常的事情。

二〇一〇年一整年美國約有一億三千萬人次造訪急診室，其中等候時間小於十五分鐘的占二十五％，等待十五至五十九分鐘的占四十一．五％，等待六十至一百一十九分鐘的占十四．五％，而有八．八％的病患等待超過兩個小時，最長甚至超過六個小時（表三）。

從加拿大的統計可以見到不同檢傷分類病患的等候時間（表四），表格中以「第

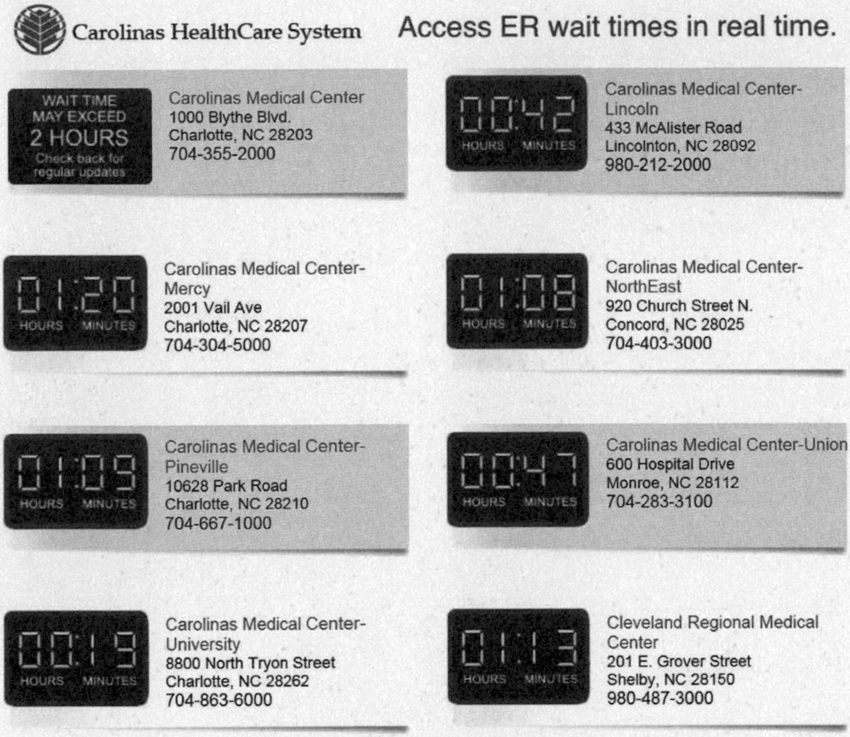
Carolinas HealthCare System
Access ER wait times in real time.
WAIT TIME
MAY EXCEED
2 HOURS
Check back for regular updates
Carolinas Medical Center
1000 Blythe Blvd.
Charlotte, NC 28203
704-355-2000
00:42
HOURS MINUTES
Carolinas Medical Center-Lincoln
433 McAlister Road
Lincolnton, NC 28092
980-212-2000
01:20
HOURS MINUTES
Carolinas Medical Center-Mercy
2001 Vail Ave
Charlotte, NC 28207
704-304-5000
01:08
HOURS MINUTES
Carolinas Medical Center-NorthEast
920 Church Street N.
Concord, NC 28025
704-403-3000
01:09
HOURS MINUTES
Carolinas Medical Center-Pineville
10628 Park Road
Charlotte, NC 28210
704-667-1000
00:47
HOURS MINUTES
Carolinas Medical Center-Union
600 Hospital Drive
Monroe, NC 28112
704-283-3100
00:19
HOURS MINUTES
Carolinas Medical Center-University
8800 North Tryon Street
Charlotte, NC 28262
704-863-6000
01:13
HOURS MINUTES
Cleveland Regional Medical Center
201 E. Grover Street
Shelby, NC 28150
980-487-3000

◎ 圖一　美國卡羅來納健康照顧系統各醫院急診室即時更新的等候時間

艾德蒙頓地區的急診室

Edmonton Area Emergency Departments	?? 05 7:44 p.m.
Grey Nuns Community Hospital	02 : 01 HOURS MINUTES
Leduc Community Hospital	01 : 36 HOURS MINUTES
Misericordia Community Hospital	04 : 24 HOURS MINUTES
Northeast Community Health Centre	01 : 14 HOURS MINUTES
Royal Alexandra Hospital	02 : 02 HOURS MINUTES
Stollery Children's Hospital For Patients 16 & Under	02 : 17 HOURS MINUTES
Sturgeon Community Hospital This location is in St. Albert	01 : 48 HOURS MINUTES
University of Alberta Hospital	03 : 13 HOURS MINUTES
WestView Health Centre This location is in Stony Plain	00 : 48 HOURS MINUTES
Fort Sask Community Hospital	03 : 28 HOURS MINUTES

If you are in need of serious medical attention, please call 911 or go directly to your nearest emergency department

卡加利地區的急診室

Calgary Emergency Departments	?? 05 7:39 p.m.
Alberta Children's Hospital For Patients 17 & Under	02 : 04 HOURS MINUTES
Foothills Medical Centre For Patients 15 & Older	01 : 52 HOURS MINUTES
Peter Lougheed Centre	03 : 20 HOURS MINUTES
Rockyview General Hospital	01 : 24 HOURS MINUTES
South Health Campus	01 : 47 HOURS MINUTES

If you are in need of serious medical attention, please call 911 or go directly to your nearest emergency department

Alberta Health Services

◎ 圖二　加拿大亞伯達省各醫院急診室即時更新的等候時間

病患於急診室等待醫師診視的時間		
	人數（千人）	比率 (%)
小於 15 分鐘	32,612	25.1
15-59 分鐘	53,939	41.5
60-119 分鐘	18,842	14.5
120-179 分鐘	6,376	4.9
180-239 分鐘	2,526	1.9
240-359 分鐘	1,679	1.3
超過 360 分鐘	864	0.7

◎ 表三　美國急診室病患等待醫師診視的等候時間

資料來源：National Hospital Ambulatory Medical Care Survey: 2010 Emergency Department Summary Tables

病患於急診室等待醫師診視的時間		
檢傷分類	第 50 百分位	第 90 百分位
一級（復甦急救）	11 分鐘	47 分鐘
二級（危急）	54 分鐘	190 分鐘
三級（緊急）	79 分鐘	229 分鐘
四級（次緊急）	66 分鐘	188 分鐘
五級（非緊急）	53 分鐘	165 分鐘

◎ 表四　加拿大急診室從檢傷完畢至醫師診視的等候時間

資料來源：National Ambulatory Care Reporting System 2010–2011, Canadian Institute for Health Information. Tables

五十百分位」和「第九十百分位」來呈現。檢傷一級病患中「第五十百分位」的等候時間為十一分鐘，意思就是有一半的患者等待小於十一分鐘，有一半的患者等待超過十一分鐘；檢傷一級病患中「第九十百分位」的等候時間為四十七分鐘，意思就是有九成的患者等待小於四十七分鐘，有一成的患者等待超過四十七分鐘。

檢傷二級病患中「第五十百分位」的等候時間為五十四分鐘；檢傷三級病患中「第五十百分位」的等候時間為七十九分鐘，甚至有一成的病患等待超過二百二十九分鐘。

在臺灣的我們幾乎不可能遇到如此漫長的等待時間，無論是輕症或重症患者，只要來到急診室都能夠在短時間內獲得處置。

門診的等候時間

看過急診室的狀況之後，讓我們再來看看門診的等候時間。在臺灣，到醫院掛號的方式非常自由，隨時隨地想要選擇任何專科醫師幾乎都可以。不過，在其他的國家大多採行家庭醫師制度，患者均會先到家庭醫師就診，如果家庭醫師無法處理再轉介至各個專科醫師，通常預約專科醫師門診也是需要漫長的等待。

表五列出了二〇一〇年世界各國病患預約專科醫師門診等候「超過四個禮拜」的比率，加拿大有五十九%，瑞典有五十五%，挪威有五十%，法國有四十七%，澳洲有四十六%。

英國的國家醫療服務系統（National Health Service，簡稱NHS）從一九四八年開始施行，是由政府支付的公費醫療服務系統，但其低下的效率和漫長的等待時間一直為人詬病，因此，英國政府不斷嘗試縮短病患的等待時間。在二〇〇八年病患預約專科醫師門診等候「超過四個禮拜」的比率時高達五十八%；到了二〇一〇年改善至二十八%。

排檢的等候時間

診斷疾病的過程往往需要藉助各種檢查工具，諸如X光檢查、超音波、電腦斷層或核磁共振。在大多數的國家排檢的等候時間也都相當漫長。

	加拿大	瑞典	挪威	法國	澳洲	紐西蘭	荷蘭	英國	美國	瑞士	德國
比率 (%)	59	55	50	47	46	39	30	28	20	18	17

◎ 表五　2010 年世界各國病患預約專科醫師門診等候超過四個禮拜的比率

資料來源：OECD (2011), "Waiting times", in Health at a Glance 2011: OECD Indicators, OECD Publishing.

表六呈現出加拿大病患等待做檢查的等候時間，有一成的患者在安排電腦斷層檢查之後需要等待超過一個月的時間，甚至超過兩個月；至於核磁共振的等候時間又會拉長許多，有一成的患者需要等待超過三個月以上，甚至長達八個月。

在義大利的公立醫院，安排傳統X光檢查，平均需要等候六十一天，超音波平均需要等候四十四天，電腦斷層平均需要等候四十六天，而核磁共振平均需要等候六十五天。若在公立診所安排電腦斷層，平均需要等候七十三天，而核磁共振更需等候長達九十一天（表七）。

常規手術的等候時間

身在臺灣的我們若有需要接受常規手術，通常可以在短時間內完成，不過在許多國家需要手術的患者可就沒有這麼方便。

加拿大病患在等待常規手術超過四個月的比率高達二十五%，瑞典有二十二%，挪威和英國也都有二十一%（表八）。

在澳洲等待膽囊切除術需要五十一天（註：中位數），等待腹股溝疝氣修補術需要五十七天，等待白內障手術需要九十一天，等待全髖關節置換術需要一百一十六

	電腦斷層		核磁共振	
	第 50 百分位	第 90 百分位	第 50 百分位	第 90 百分位
愛德華王子省	8 天	29 天	32 天	86 天
新思高沙省	20 天	74 天	52 天	135 天
安大略省	7 天	34 天	34 天	94 天
曼尼托巴省	16 天	35 天	55 天	119 天
薩克其萬省	10 天	39 天	48 天	148 天
亞伯達省	13 天	37 天	51 天	235 天

◎ 表六　加拿大各省病患等待做檢查的等候時間

資料來源：Health Care in Canada 2012: A Focus on Wait Times

	公立醫院	公立診所	私人醫療院所
傳統 X 光檢查	61 天	36 天	7 天
超音波	44 天	66 天	25 天
內視鏡檢查	46 天	73 天	78 天
電腦斷層	46 天	73 天	49 天
核磁共振	65 天	91 天	15 天

◎ 表七　2009 年義大利病患等待各項檢查的平均等候天數

資料來源：Fattore, G., G. Mariotti and V. Rebba (2013), "Italy", in Waiting Time Policies in the Health Sector: What Works?, OECD Publishing. doi: 10.1787/9789264179080-12-en

	加拿大	瑞典	挪威	法國	澳洲	紐西蘭	荷蘭	英國	美國	瑞士	德國
比率 (%)	25	22	21	7	18	8	5	21	7	7	0

◎ 表八　2010 年世界各國病患等待常規手術等候超過四個月的比率

資料來源：OECD (2011), "Waiting times", in Health at a Glance 2011: OECD Indicators, OECD Publishing.

天，等待全膝關節置換術需要一百八十四天，更有許多人需要等待超過三百六十五天才有辦法接受手術（表九）。

看過這些數據，我們就能清楚感受到臺灣的醫療原來是如此便捷。近年來，臺灣的醫療體系已然建構了一個難能可貴的美麗境界，普及、迅速、廉價又高品質。

這是我們享有的幸福，卻也是我們即將面臨的危機，因為醫療崩壞的腳步已悄悄逼近，曾經擁有的美好正漸漸流失。

	第 50 百分位	第 90 百分位	超過 365 天的比率
膽囊切除術	51 天	176 天	2 %
子宮切除術	53 天	207 天	1.8 %
痔瘡切除術	57 天	245 天	3.2 %
腹股溝疝氣修補術	57 天	277 天	3.1 %
白內障手術	91 天	344 天	4 %
扁桃腺切除術	97 天	358 天	7.2 %
全髖關節置換手術	116 天	357 天	7.2 %
全膝關節置換手術	184 天	371 天	11.6 %

◎ 表九　2011-2012 年澳洲病患於公立醫院等待常規手術的等候天數

資料來源：AIHW 2012. Australian hospital statistics 2011-12: elective surgery waiting times. Health services series no. 46. Cat. no. HSE 127. Canberra: AIHW.

2 ／瀕臨絕種的婦產科醫師

臺灣的婦女即將在面臨一個既沒有婦產科醫師，又沒有助產師的狀況，究竟該如何是好？

在大自然界裡，瀕臨絕跡的物種往往都具有這幾個特性：

1. 成長、繁殖的速率緩慢
2. 獵人無情地屠戮
3. 棲息地遭到嚴重破壞

很不幸的，婦產科醫師恰好都符合這幾項特性。一位婦產科醫師的養成，從醫學院開始，最短需要十二年，甚至更漫長的歲月才能孕育出一位成熟的婦產科醫師。

但是，嗜血的媒體為了求取激情的新聞價值，頻繁地拿「生產意外」大作文章。羊水栓塞、產後大出血都是可能致命的生產併發症，但這些人力所無法預測、更難以避免的「生產意外」均被魯莽、武斷地歸咎於婦產科醫師的責任。一則偏頗錯誤的報導，便足以摧毀一位珍貴的婦產科醫師；一個纏訟多年的官司，就會讓婦產科醫師從此不願再替人接生。

懷孕生產本身伴隨了許多風險，一直都是婦女所面臨的重要關卡，在二十世紀初，美國的孕婦死亡率高達 850（0/0000），亦即每十萬名活產會有八百五十位孕婦死亡。經過無數婦產科醫師的努力，臺灣的孕婦死亡率從一九五七年的 125.9（0/0000）下降至二〇一一年的 5.0（0/0000）。臺灣的孕婦死亡率已經達到先進國家的水準（註二）。不過，如今婦產科醫師的處境卻是每況愈下，全臺灣三百六十八個鄉鎮市區中已有超過六成找不到婦產科醫師替人接生。

婦產科醫師正瀕臨絕種

「歷年婦產科專科醫師核證人數」，換言之就是每年投入婦女健康照護的新血。一九九〇年時，核證人數為一百二十一人；而二〇〇六至二〇一一年間，核證人數每年均只有三十多位（圖一）。

近十三年來，臺灣執業醫師的總數逐年增加，由二萬八千一百四十九增加到三萬九千九百六十人，成長約四成，但婦產科醫師的總數卻維持在二千一百餘人，幾乎是零成長的局面（圖二）。

目前臺灣婦產科醫師的平均年紀已經接近五十五歲，而苗栗縣、屏東縣婦產科醫師的平均年紀更高達五十八歲。每年退休的人數將遠大於每年加入的新血，在短短的五至十年內，執業婦產科醫師的總人數將不斷下降，而執業環境的工作負荷量也會加倍沉重，正如同棲息地遭到破壞一般，終將導致更多人離去，成為不可逆的惡性循環。

如果依舊感受不到婦產科醫師的稀少，讓我們換個方式來說明。

「議員」是臺灣社會最受關心注目、家喻戶曉的政治產物。親眼見過議員的人恐怕相當有限，但是從表三中可以清楚見到，在臺灣有許多個縣市的議員數量可是超過婦產科醫師的數量。所以說，在很多地方，婦產科醫師比議員還要稀有！

臺灣婦產科醫師短缺的困境恐怕還會逐漸惡化，未來咱們的產婦便需要仰賴助產士（師）的協助。但是，因為長久以來助產士（師）的角色完全被忽視，也已經出現很大的斷層。近十五年來，助產士核證人數由每年兩、三千名銳減至每年數十名。二〇一二年助產師助產士公會的會員人數僅七百一十二人；根據衛生署的資料，

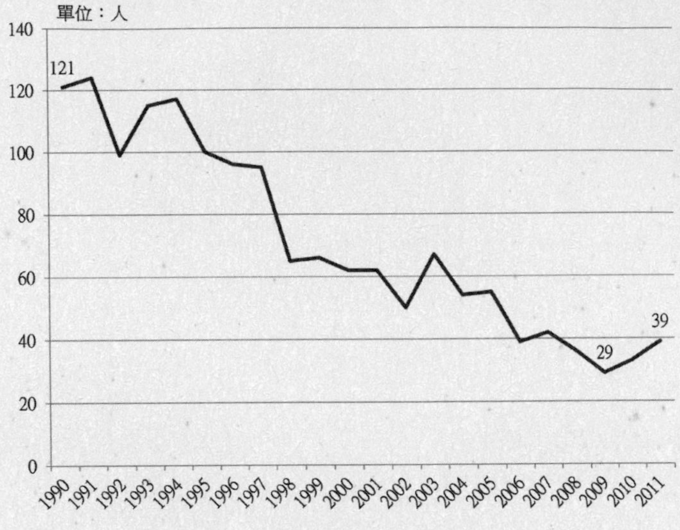

◎ 圖一　臺灣歷年婦產科專科醫師核證人數

資料來源：行政院衛生署

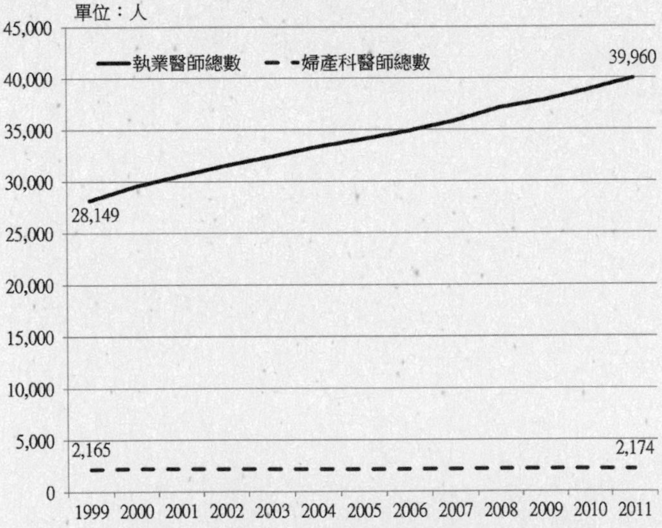

◎ 圖二　臺灣歷年執業醫師與婦產科醫師人數

資料來源：行政院衛生署

全臺灣登錄執業的助產師總數更僅有八十四人，這個數量比立法委員的席次還要少呢（圖四）！

助產士（師）在世界上許多國家都扮演重要的角色（圖五），在澳洲助產士（師）的密度很高，每十萬人口有八十九位助產士（師），冰島每十萬人口有七十九位助產士（師），英國每十萬人口有五十三位助產士（師），日本每十萬人口有二十一位助產士（師），而臺灣每十萬人口卻僅有〇・五位助產士（師）。

請珍惜難得的婦產科醫師

十多年來臺灣懷抱著美麗的醫療

	婦產科醫師數量	議員數量 勝
屏東縣	52	55
苗栗縣	30	38
南投縣	25	37
嘉義縣	22	37
新竹縣	26	35
宜蘭縣	22	34
花蓮縣	26	33
基隆市	30	32
台東縣	13	30
澎湖縣	7	19
金門縣	5	19

◎ 表三　2012 年議員數量勝過婦產科醫師數量的縣市

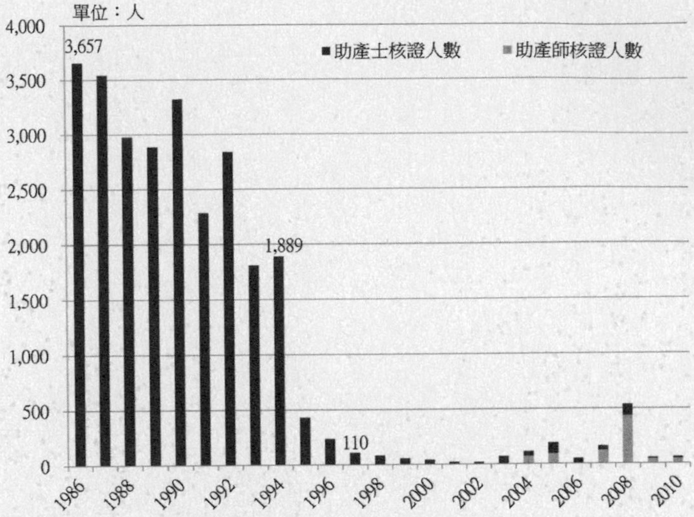

◎ 圖四　臺灣歷年助產士（師）核證人數

資料來源：行政院衛生署

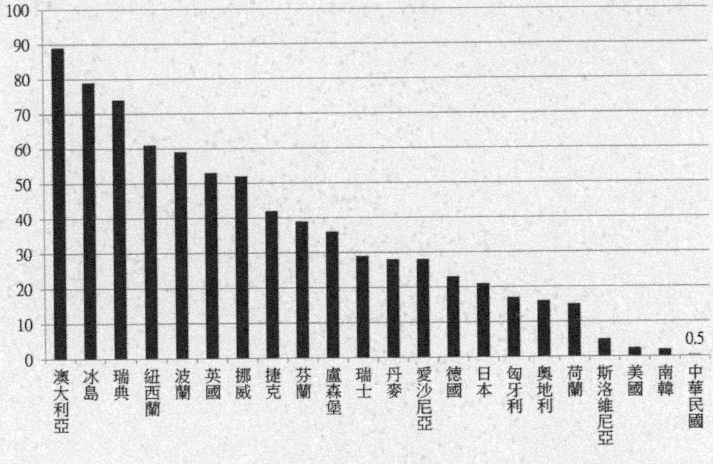

◎ 圖五　2010 年世界各國每十萬人口執業助產士（師）人數

資料來源：行政院衛生署、世界經濟合作與發展組織

願景，也達成了世上少有的成就。普及、完善的婦產科讓主管機關完全忽視助產士（師）的培育，如今這場「醫療盛宴」走向尾聲，我們這才驚覺無以為繼。臺灣的婦女即將在面臨一個既沒有婦產科醫師，又沒有助產師的狀況，究竟該如何是好？

身在臺灣一千萬的婦女同胞們，你們要爭取並維護自己的權益；而一千萬的男士們也應該要重視這樣的問題，因為你的所愛是女人，你的家人也是女人！

下回當媒體報導又出現因為「生產意外」而包圍、攻擊婦產科醫師的新聞時，請大家站出來抵制這種行為。婦產科醫師已是不折不扣的瀕臨絕跡的族群，請勿攻擊、請勿威脅、請好好珍惜！

＊註一　Hogan MC, Foreman KJ, Naghavi M, Ahn SY, Wang M, Makela SM, Lopez AD, Lozano R, Murray CJ. Lancet. 2010 May 8;375(9726):1609-23.

3／外科醫師少，少得真「要命」！

當年選擇外科的時候，外科就是「人才羅致困難科」。有人說風水輪流轉，外科的窘境遲早會改善。那料，十年過去了，外科的處境只有越來越「冏」，絲毫沒有進步。

因為工作性質的關係，外科醫師缺乏的狀況在全世界都很普遍，且越來越嚴重。外科醫師的缺乏對我們會有什麼樣的影響呢？

平常時候我們當然都覺得事不關己，但需要的時候可就大大麻煩。

當外科醫師缺乏的時候，常規手術的等待時間必然會受到影響，漫長的等待時間就是外科醫師缺乏之後的必然現象。在許多國家安排常規手術往往需要曠日廢時的等待。

常規手術可以慢慢等，但是緊急手術可就分秒必爭。在美國接近三成的地區，也就是約有九百個郡縣完全沒有外科醫師，所以被稱為「外科沙漠」。

缺乏外科醫師對於當地居民會產生的影響就是意外事故的死亡率。因為幾乎所有的意外事故，無論是小傷口到腹內出血、顱內出血都需要外科醫師的介入。較嚴重的多重創傷病患更需要不同的外科醫師協同處理，例如神經外科、胸腔外科、整形外科、一般外科等。當沒有人力進行緊急手術時，結果就會呈現在死亡率上。

根據統計，在醫療資源較充裕，隨時都有外科、骨科、神經外科醫師且具備開刀房能夠執行緊急手術的郡縣，其車禍相關的死亡率較低（註二）。

外科醫師的密度和意外死亡率的關聯

加州大學的學者分析全美三千二百多個郡縣，多變項分析的結果發現，每百萬人口增加一位一般科醫師，其車禍相關死亡率（註：每百萬人口）約可降低〇．〇四；而每百萬人口增加一位外科醫師，其車禍相關死亡率約可降低〇．一六（註三）。可見當外科醫師減少時，少得真會「要命」。

在臺灣是否呈現類似的狀況呢？

有的，圖一可以見到幾個縣市其外科醫師密度與事故傷害死亡率之間的關聯。

台北市的醫療資源最豐富，外科醫師密度最高，意外事故的死亡率也最低，在主要死因中排第十名。而在幅員廣大、交通較不便利的東部地區，外科醫師的密度極低，相對的意外事故死亡率也就很高。其中以台東縣的意外事故死亡率最高，每十萬人口達到六十六．七，是該縣主要死因的第四位。

「醫療崩壞」已不再只是預言，在醫療美夢泡沫化之後，臺灣會出現

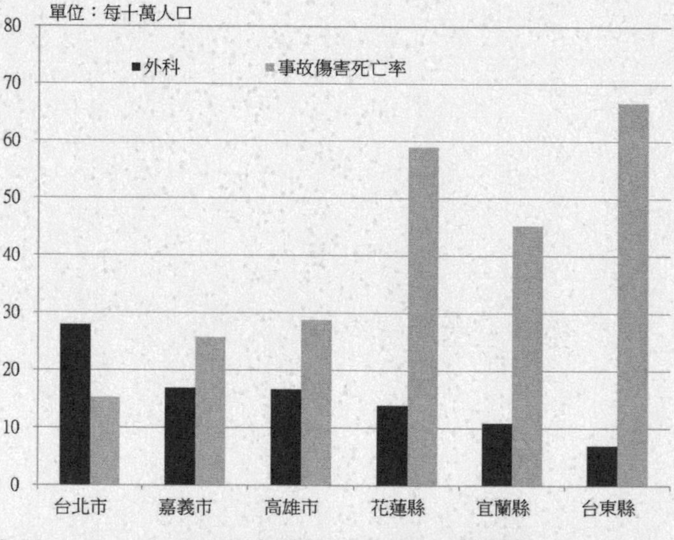

◎ 圖一　2011 年各縣市外科醫師密度與事故傷害死亡率

資料來源：行政院衛生署

嚴重的醫療不平等。面對於這些「要命」的狀況，日後或許該推出這種交通警語「方圓五十公里內沒有外科醫師，敬請減速慢行！」

馬路如虎口，千萬要小心！

---

*註二 Melton SM, McGwin G Jr, Abernathy JH 3rd, MacLennan P, Cross JM, Rue LW 3rd.. Motor Vehicle Crash–Related Mortality Is Associated with Prehospital and Hospital-Based Resource Availability, J Trauma. 2003 Feb;54(2):273-9.

*註三 Chang DC, Eastman B, Talamini MA, Osen HB, Tran Cao HS, Coimbra R. Density of Surgeons Is Significantly Associated with Reduced Risk of Deaths from Motor Vehicle Crashes in US Counties. Journal of the American College of Surgeons, Volume 212, Issue 5, May 2011, Pages 862–866

4／我沒醉！我只是沒有睡……

近十多年來，執業醫師的總數雖有增加，但是卻呈現相當不均衡的分布。越來越多人不願意投入急重症，使得部分科別的「醫師荒」越來越嚴重。

許多的醫院或許是招不到人，也或許是為了節省人事成本而刻意聘用過少的醫師，但仍會要求他們完成所有的值班與工作。一週的總時數才一百六十八小時，但醫師每週的工作時數卻可能高達一百個小時，甚至更多。亦曾經有醫師連續值班七天，其中卻只有十二個小時的空檔可以休息。

當醫師過勞的問題被提出來的時候，還是會有人滿不在乎地說：「醫師累又怎樣？關我屁事！」

其實，醫師過勞的問題和我們當然大有關係。

舉個最淺顯的例子來說，假如一個司機已經連續駕車十八個小時，應該不會有乘客膽敢坐上他的車。但連續二十四小時、三十六小時沒休息的醫師比比皆是，這樣的精神狀態又如何安全地看診、開藥，甚至開刀呢？

一直以來，我們都沒有對醫師的工時做出合理的規範，並且完全放任畸形的制度持續扭曲，錯誤的制度造成的不只是重度過勞，還可能衍生出致命的危害，既危害醫師，更會危害病患的安全。

過勞駕駛和酒駕一樣危險

疲勞駕駛導致交通事故是相當普遍的問題，據估計，在美國約有兩成的死亡車禍與疲勞駕駛有關，每年造成的損失高達五百億美元。根據實驗發現，當一個人清醒超過十八小時，他的認知功能及動作協調的表現都將逐漸下降，影響程度等同於「酒醉」的狀況，即血液中酒精濃度〇．〇五％；當清醒超過二十四小時，反應及判斷力下降的程度相當於血液中酒精濃度〇．一％（註四）。當一個人連續工作二十四小時之後，發生車禍機率是一般人的七倍。

為維護民眾的安全及健康，絕大多數的國家對於每週工時都有一定的規範。《勞動基準法》規定每週工作總時數不得超過四十八小時，對於加班時間，男工一日不得超過三小時，女工一日不得超過二小時。

對於可能導致傷亡的駕駛人，《道路交通管理處罰條例》規定，連續駕車超過八小時經查屬實，或是患病足以影響安全駕駛者，處新台幣一千二百元以上二千四百元以下罰鍰，並禁止其駕駛，以避免危及其他用路人的安全。

醫療工作牽涉大量的判斷與決策，無論是用藥、手術或治療都可能影響病患的生死。過度疲勞的外科醫師非但無法完成精細的手術，更會造

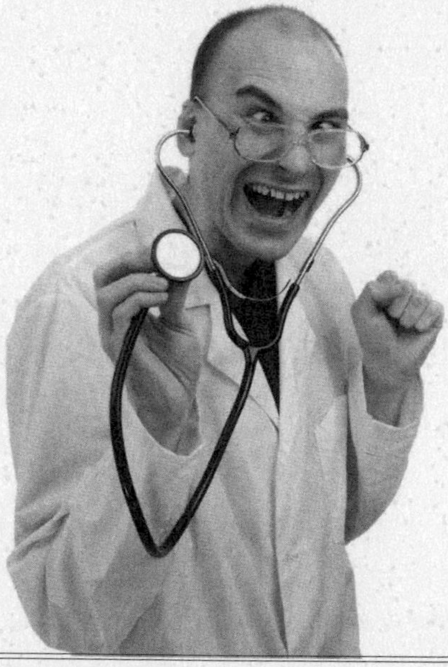

睡眠不足使人類反應遲緩、注意力減退、情緒焦慮、憂鬱、暴躁和不安。

清醒超過 18 小時 = 血液中酒精濃度 0.05%

清醒超過 24 小時 = 血液中酒精濃度 0.1%

Occup Environ Med 2000;57:649–655

成許多的後遺症，甚至可能以死亡收場。

但是長久以來，主管機關卻放任醫護人員連續長時間工作，而沒有任何規範，實在有違常理。令人咋舌的工作時數，竟還常被強硬扭曲地認定為「正常」。此舉不只會危及醫護的身心健康，更已讓病患的權利受損。如此超時、超量地工作，怎能提供高品質的醫療呢？

當我們身為病患時，相信沒有人願意見到醫護人員說：「我沒有喝！但是我醉茫茫……」

＊註四　Williamson AM, Feyer AM. Moderate sleep deprivation produces impairments in cognitive and motor performance equivalent to legally prescribed levels of alcohol intoxication. Occup Environ Med 2000; 57: 649–55.

5 ／ NURSING: IMPOSSIBLE 全省同步，賺人血淚，夭壽上映中！

現在護理人員真的很累，而且工作負荷量遠遠大過十五年前的水平。護理人員絕對不是「草莓族」，而是遭到刻意壓榨剝削的一群！

護理人員是支撐醫院運轉最重要的角色，每一個單位都少不了他們，但是近年來卻淪為被惡意壓榨的犧牲品。當護理人員們受不了長期超量的工作而紛紛離職，不明就裡的人會好奇：「到底在累什麼？」

事不關己的人會說著風涼話：「有工作還不知足！」

護理界的上司常會說年輕人是「草莓族！」

唯利是圖的醫院老闆還會罵大家：「水蜜桃護士！」

其實，護理人員的工作量到底有多大，只要條列出來就一目了然了。

	每次耗時（分）	次數	總耗時
每班次進行點班	30	1	30
每位病人耗時			
交班	5	2	10
測量、記錄生命徵象	2	1	2
對藥、發藥、抽藥、換點滴	3	1	3
整理病歷	3	1	3
寫護理紀錄	3	3	9
巡病人	1	3	3
抽血	5	0.3	1.5
收集、記錄檢驗報告	2	0.3	0.6
換藥、傷口護理、抽痰	5	0.3	1.5
計算輸入、輸出總量	3	0.3	0.9
跟主治醫師查房	5	1	5
小計（分）			39.5

◎ 表一　大夜班護理人員基本工作量

（註：假設僅有三成病人需要該項治療，次數便以0.3計算。）

咱們一塊兒來瞧個究竟，看看是誰睜眼說瞎話。

表一是大夜班護理人員的基本工作量。

讓我們稍微解說一下這張表格。護理人員上班前需要先進行病房物品、器材的點班，所以得提早半小時至一小時上班。接著便是每位病人所需要完成的工作，我們把工作一一條列出來，每項工作都需要耗費一定的時間，這裡所列出來的時間大概都是在「相當順利」的狀況下才可能達成。

林林總總的事項是最基本的工作量。「交班」便是交代病患的完整病史、目前病況、治療計畫，上班時交接一次，下班還要再重複一次。而書寫「護理紀錄」的次數各醫院都不相同。有些醫院規定一個小時寫一次，那上大夜班就要寫八次！

另外，假設只有三成的患者需要該項處置，次數就會以〇．三表示。因為許多醫師會在八點以前查房，所以通常會遇到大夜班的護理人員。

只要是醫療工作者或是有住院經驗，應該很清楚，完成這些工作常常需要更長的時間。也就是說，在極其順利，沒有任何意外的狀況之下，完成這些工作，每一位病患大概需要花費四十分鐘。許多治療或給藥都需要再三核對與確認，若在倉促

		總耗時
照顧病人數	15	
總分鐘數		623
總時數		10.4
照顧病人數	20	
總分鐘數		820
總時數		13.7
照顧病人數	25	
總分鐘數		1,018
總時數		17.0
照顧病人數	30	
總分鐘數		1,215
總時數		20.3

◎表二　大夜班護理人員工作時數試算

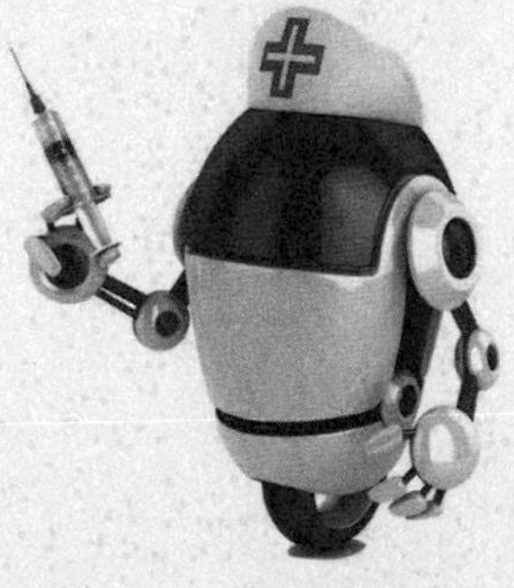

匆忙中進行，便可能發生許多的錯誤，導致打錯針，給錯藥而危害病人安全。

假如每位護理人員照顧十五位病患，沒有任何耽擱，馬不停蹄，不喝水不尿尿，就需要六百二十三分鐘，即十·四小時才能完成（表二）。

如果照顧二十位病患，就需要十三·七個小時。如果照顧二十五位病患，那已經超過兩個工作天的工作量。要是又遇上辦理住院的新病人，那就需要更多的時間來完成。

數字很清楚，只要照顧十五位病患，大概就已經超過勞基法所規定的加班上限。在臺灣，照顧十五、二十位患者的情形很多嗎？多，非常多，而且幾乎已經成為常態！

審計部調查各公立醫院，有超過五成的病房其小夜班護理人員照顧超過十一人，超過六成的病房其大夜班護理人員照顧超過十一人。更有三十餘家醫院其小夜班及大夜班護理人員照顧之病患超過二十人，甚至高達五十人。公立醫院都已是如此對待護理人員，那在私立醫院肯定會嚴重許多。這種誇張離譜的行為，根本是全省「同步上映」！

現今護理人員的工作量遠遠超過當年

照顧二十位，或更多位的患者，在非常順利的狀況下都已經是「不可能的任務」，更別提有太多的意外事件。只要病房發生急救事件，大概就要花費一個小時或更久的時間，其他病患的治療幾乎完全停擺。

當事情太多，只好再努力壓縮每項工作的時間。以發藥為例。假如核對藥名、劑量、頻次、發藥、抽藥、給藥的時間被壓縮在一、兩分鐘內完成，那肯定會有很多意外的錯誤發生，這些意外甚至可能致命，最終受害吃虧的一定是病患。

面對「NURSING: IMPOSSIBLE」的狀況，護理人員可說是哀鴻遍野，但諸多護理界的長官都會倚老賣老，說他們「當年有多累」，說「現在的年輕人吃不了苦，都是爛草莓！」

究竟「當年」的狀況和「現在」相比會是如何呢？是他們吹牛說大話？還是真的有三頭六臂？

就讓數字來證明吧，這可由不得他們胡說。

一九九五年到二〇一一年，執業護理人力由五萬餘人增加到十一萬人，帳面上看起來成長很多。但是一定要把醫療服務量納入考量，才能評估工作負荷。

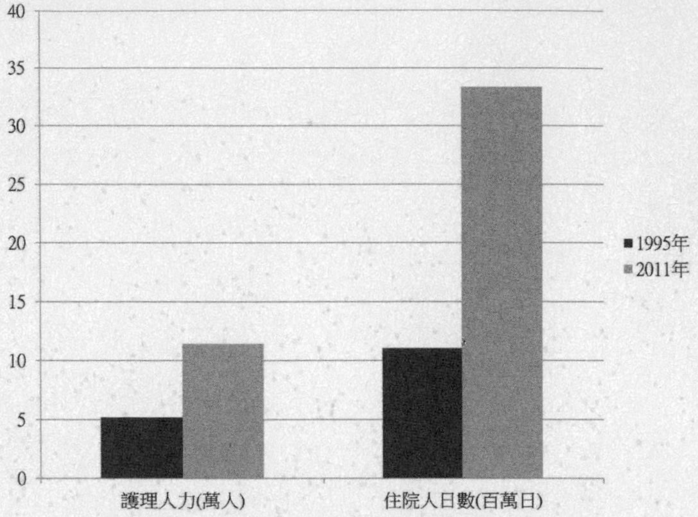

◎ 圖三　1995 至 2011 年間臺灣護理人力及住院人日數

資料來源：行政院衛生署

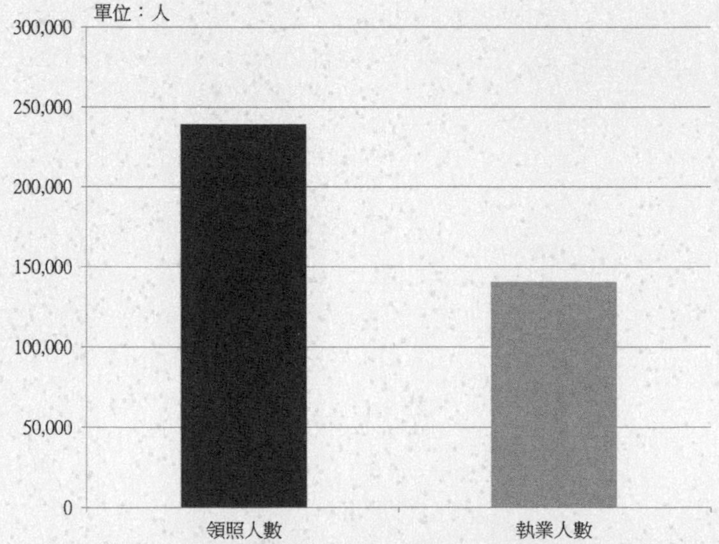

◎ 圖四　2013 年臺灣護理領照人數與執業人數

資料來源：中華民國護理師護士公會全國聯合會

一九九五年，臺灣住院總人日數為一千一百餘萬人日；二〇一一年，住院總人日數為三千三百餘萬人日（圖三）。

從這裡就可以清楚發現，護理人力雖有增長，但是卻遠遠追不上醫療服務量成長的幅度。

所以答案很清楚，現在護理人員真的很累，而且工作負荷量遠遠大過十五年前的水平。護理人員絕對不是「草莓族」，而是遭到刻意壓榨剝削的一群！

看過這些數字，明理的人都可以體會護理人員的辛勞，不是吃不了苦，不是能力差，而是事情根本做不完。

護理工作的環境太過嚴苛惡劣，因此逃離者多，投入者少，才會讓缺口越來越大洞。二〇一三年，臺灣合格的護理人力有二十三萬九千餘人，但執業的護理人力僅十四萬餘人，也就是說有九萬八千餘名領有執照之護理師及護士不願意走入臨床工作，執業率僅五十八．七九％（圖四），可見臨床工作環境是多麼的不堪。

過度沉重的工作量讓護理人員筋疲力竭，也壓縮了住院病患的照護品質。哈佛大學調查美國近八百家醫院，總計六百餘萬的住院人次，每位患者每天接受到的總護理時數為十一．四小時（註五）；在臺灣，醫學中心一般急性病房的患者每天所能接受到的平均護理時數僅有二．六四小時，遠遠落後於該有的水準（根據中華民國護理師護士公會全國聯合會於二〇一〇年所做的調查）。

「NURSING: IMPOSSIBLE」除了是護理人員的血淚之外，更會危及住院患者的性命安全。這檔爛戲，一定要讓它趕快下檔，歹戲拖棚，傷人害命！

---

*註五 Needleman J, Buerhaus P, Mattke S, Stewart M, Zelevinsky K. Nurse-staffing levels and the quality of care in hospitals. N Engl J Med. 2002 May 30;346(22):1715-22.

6／做好人力環保，拒絕濫墾濫伐。——That's Green Manpower！

斧斤以時入山林，材木不可勝用也。《孟子．梁惠王篇》

一九七二年六月聯合國於瑞典斯德哥爾摩舉行「人類環境會議（UN Conference on the Human Environment）」，發表「人類環境宣言」，規範保護環境，特別是保護自然資源的要求，使環保議題開始受到國際的重視。

「人類環境宣言」指出，對於不能再生的資源，必須防範將它們耗盡的危險；而對於可再生資源的能力則必須得到保持，且在實際可能的情況下加以恢復或改善。

一九八七年聯合國「世界環境與發展委員會」出版《我們共同的未

來》（Our Common Future）提出「永續發展」概念，即「能夠滿足當前的需要又不損害下一代滿足其需要之能力的發展。」

「永續發展」便是在需求（needs）和限制（limitation）之間達成一個平衡。在追求發展的同時，節制人類對於土地、能源、森林、水源、海洋的濫用，並盡量減少污染、維持生態穩定，最終目標是維持其「可持續性」（sustainable）。

一九九二年聯合國於巴西里約舉辦「地球高峰會」，發表了里約宣言（Rio declaration），又稱為「地球憲章」（earth charter），持續關注永續發展。

近三十年來，「永續」、「環保」都已是被廣為接受的觀念，人們曉得要避免能源、森林、海洋等資源的耗盡，因為那將是可怕的浩劫。資源的耗竭會造成社會動盪，甚至可能導致文明覆沒。

復活島這個位在南太平洋上的小島，面積僅一百多平方公里。這個小島曾經是林木繁盛的島嶼，由喬木、灌木、蕨類植物、草本植物組成的濃密亞熱帶闊葉林所覆蓋。推估在一千多年前，即有人類的活動存在，並孕育了一個繁盛的海島文明，人口最多可能達到兩萬人。

島民砍伐林木生火燒柴、製成獨木舟出海捕魚、修建巨石人像摩艾（Moai）。

在短短數百年間森林消失絕跡，島民生活無以為繼，人口驟減，一個文明就此消失，只剩巨石群像矗立於荒原。

自然資源需要涵養復育，那「人力資源」呢？

醫護人員過勞的問題由來已久，這個議題偶爾會被提出來討論，但是一直無法得到改善。醫院資方總是會極力否認這樣的問題，還會將過勞的現象扭曲為醫學教育的常態。主管機關的漠視，也讓這個情形每況愈下。

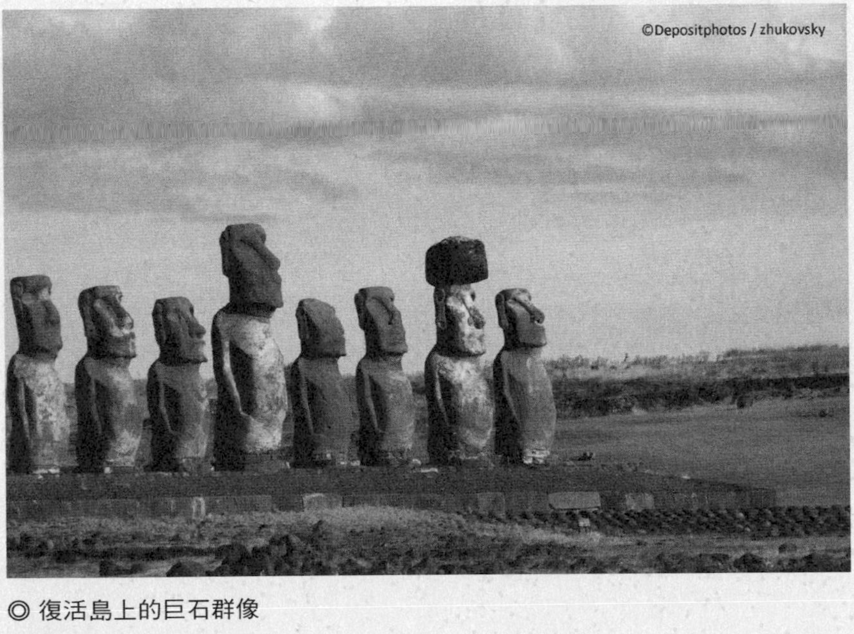

◎ 復活島上的巨石群像

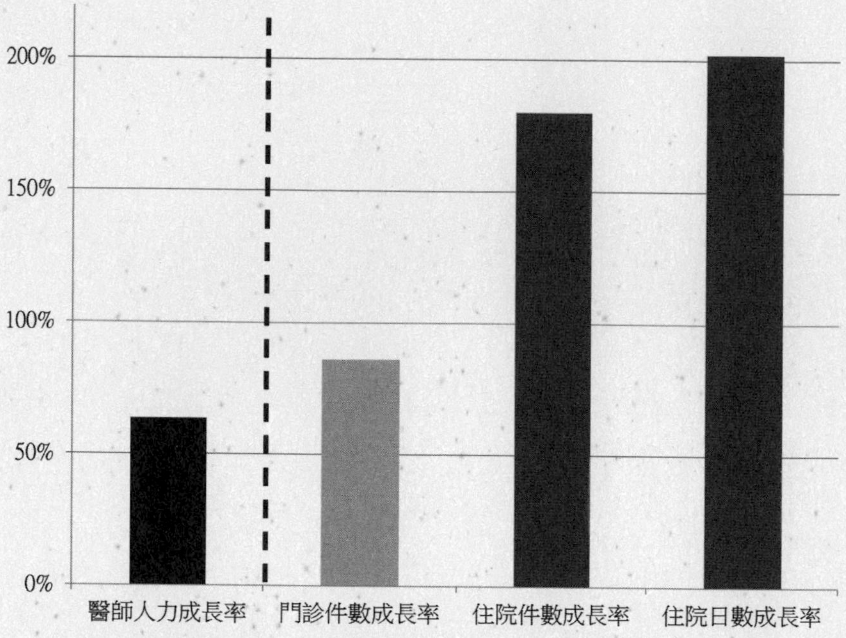

◎ 圖一　1995 至 2011 年間臺灣醫師人力成長率及醫療服務量成長率

資料來源：行政院衛生署

一九九五年至二〇一一年醫師人力成長率約六十%，但是醫療服務量的成長率卻遠遠超過於此。門診件數成長率超過八十六%，住院日數成長率更已超過百分之兩百。很明顯的，現今醫師的工作量已超出當年許多（圖一）。

在不足的人力之下，卻要完成三倍的工作量，唯一的辦法就是竭盡所能地榨出人力，也就是在有限的人身上榨出更多的工時。出於成本的考量，醫院的老闆當然很樂意用盡可能少的人力，來做越多的工作。但是主管機關對此表現出的漠不關心，甚至附和，就實在讓人匪夷所思。

「臺灣的醫師不適用勞動基準法，就算每週工時兩百小時，也不違法！」（中央社，二〇一一年八月十日）衛生署醫事處長的公開發言，更是令人咋舌。官署都這樣說了，營利至上的醫院經營者自然是變本加厲地照章辦理，只恨每週只有一百六十八小時……

根據監察院的調查，「大多數醫院四大科的住院醫師均人力不足，因而有些住院醫師不得不承擔更多的值班，一個月工時有超過三百多小時；有些完全缺乏住院醫師的醫院，四大科主治醫師更要代替值班，加上 on call，一個月工時有時竟然多達四百小時。」（監察院糾正案，101 財正 0021）

護理人員更是飽受壓迫的一群，無止境的加班已是常態，「護理工作長期未受尊重，常常有超時工作、爆肝過勞等不合理現象，上班打卡制，下班責任制，每天加班二小時是常態，甚至動輒四到五小時。」（監察院糾正案，101 財正 0009）

由此可知「人力資源」遭到濫墾濫伐的狀況極為嚴重。如此這般毫無節制地「開採人力」真的沒關係嗎？

「人力資源」是可再生資源?還是不可再生資源?

就算「人力資源」是可再生資源好了，那也要有足夠的時間讓人休養生息。如同過度的漁撈，漁場會消失；過度的砍伐，森林也會成為荒原。

基於對「人力資源」的維護及對「基本人權」的尊重，工作時數在近一百多年以來有相當顯著的縮減，因為血肉之軀需要休養生息。而且，人生中重要的事情很多，絕非只有工作賣命。

全世界的國家對於每週工時都有設立限制，防止雇主過度勞役員工。大多數國家都設在每週四十至四十八小時。

當「人力資源」浩劫之後

林木資源耗竭會剩下光禿禿的荒原，而無度開採「人力資源」使之耗竭時，會看到什麼景象?

醫師人力耗竭，呈現出的便是內科空、外科空、兒科空、婦產空、急診空……

護理人力耗竭，便是大量的離職，也讓執業護理人員的平均年資不斷滑落。

在圖二中可以見到各國護理人員的平均工作年資。臺灣的平均工作年資為七．

七年，更有五成的人累積工作年資不到六年，遠低於澳洲、加拿大等國。這些狀況都表示人力資源被開採過度，讓護理人員會在短短幾年內感到身心俱疲、職業倦怠，而離開護理工作。又因缺乏資深護理人員的帶領與指導，大量經驗不足的新人已嚴重影響醫療的運作。

值得注意的是，圖中竟然有出現更短的平均工作年資！

是的，日本的平均工作年資更短，僅七．三年。

這、就、是、日、本、所、面、臨、的、醫、療、崩、壞、啊！

根據調查，日本有三分之一的

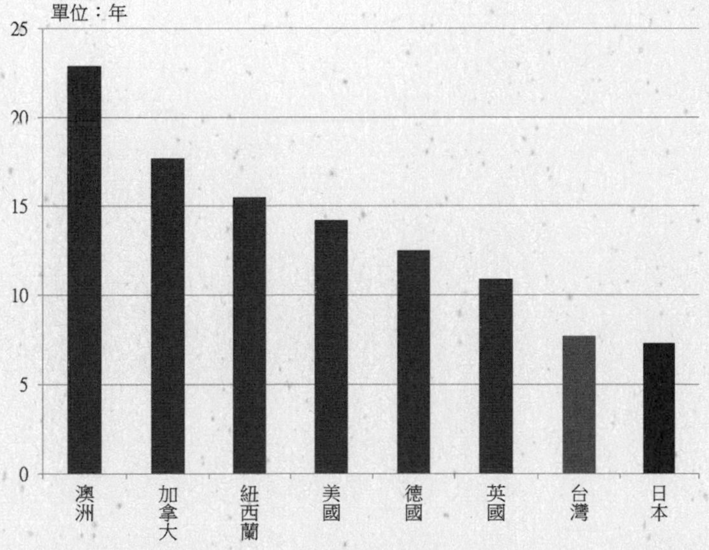

◎圖二　各國護理人員平均工作年資

資料來源：行政院衛生署

護理人員工作年資小於四年。日本的護理人員有五十六%處於高度的職業倦怠，且有六成的護理人員對工作感到不滿意。當單位中經驗不足的新人比例過高時，會出現較高比例的職業倦怠、工作滿意度低落，照護品質也會變差（註六）。

當有那麼一天，我們親身躺在病床上時，就能夠清楚感受到「年資」和「經驗」有多麼重要。因為護理人力的缺乏已經陷入惡性循環，使得許多的醫院被迫關閉病房。終於導致「有醫院，沒有護士，有空床卻不能住人」的尷尬局面。等待病床成了遙遙無期的苦差事，病患滯留急診的時

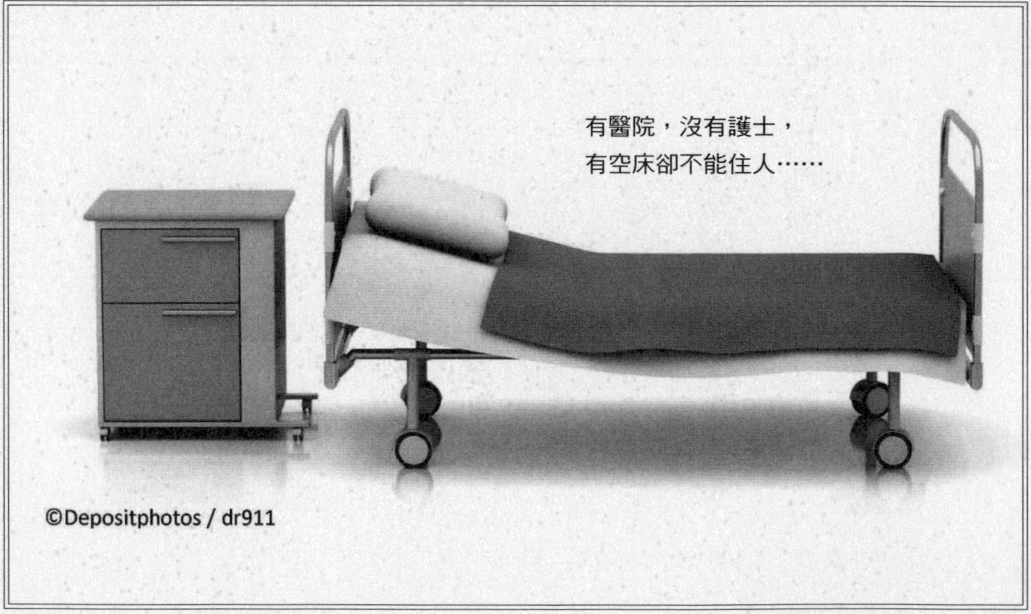

©Depositphotos / dr911

間也越來越長。

位於新北市猴硐的奉憲示禁碑設於咸豐元年（西元一八五一年），碑文寫著：「無知之徒只顧利己，恣意燒林，將兩旁樹木漸行砍伐，遂使行者有薰蒸之苦，而無陰涼之遮，舉步維艱……」

林木資源耗竭之禍，豈止薰蒸之苦，更可能引致文明覆亡。人力資源耗竭，絕對會是大禍臨頭。是時候了，我們不該再放任雇主盲目開墾「人力資源」，才能永續長久。各行各業皆是如此。

做好人力環保，拒絕濫墾濫伐——That's Green Manpower!

---

*註六 Masako Kanai-Pak, Linda H Aiken, Douglas M Sloane and Lusine Poghosyan, Poor Work Environments and Nurse Inexperience Are Associated with Burnout, Job Dissatisfaction, and Quality Deficits in Japanese Hospitals, J Clin Nurs. 2008 December; 17(24): 3324–3329.

7／診間裡的美麗大未來

實現醫療上的平等，只是假平等！實現飲食上的平等，方為真平等！

曾經有人說過，世界都是被腦袋有毛病的人所改變的。

在門診診間裡，看似平靜祥和，其實是什麼人都有。有喋喋不休，有畏畏縮縮，有呼天搶地，有憤世嫉俗，有慷慨激昂。

「選舉」是屬於「民主社會」裡一等一的神聖大事，批評的、拉票的、講理念的，常常會陷入像是球場上嘶吼吶喊的激情；那熱潮有時候彷彿像傳染病似的，會感染人，會病入膏肓，會不可自拔。距離上一回大選也好些日子了，但鼎沸的激情卻還未全然消散。

宋偉豪進到診間時，堆著滿臉笑，都還沒坐下來，衝過來便拉了我的手，還是兩隻手緊緊握著猛搖的那一種。政客們總相信，這種握法能傳達誠懇熱切之意。

我點了點頭，示意他坐下。小心地抹去沾了滿手的濕汗，才拾起筆來，問：「宋先生，有什麼問題嗎？」

宋偉豪咧著大嘴，不時晃動的身子捨不得坐下，顯得渾身是勁，好一會兒才道：「醫生，其實我沒有問題！」他揮了揮手臂，說得簡潔明快。

「哦……？」

「醫生！」宋偉豪收起笑容，認真模樣，一個字一個字道：「是、這、個、社、會、有、問、題！」

我倒吸了口氣，微微一笑，心裡想：「那我應該知道問題是出在哪裡了……」

宋偉豪前傾身體湊了過來，嚴肅地道：「醫生，你不要以為我腦袋有問題！」

「哦！」被識破了，我冷靜地點點頭，故作輕鬆模樣。

「醫生！我今天掛號來，是特地要告訴你這個社會的問題！」

「嗯。」我又點點頭。

「這個社會的問題很嚴重！」宋偉豪再強調了一次。

「嗯。」腦袋裡正飛快轉著，盤算要怎麼和平理性地，結束這段想來肯定冗長的演講。

「醫生！像你這樣有讀過書的，一定要看清這些個問題！」宋偉豪清清喉嚨，幾乎已經作好了開場的手勢。

「嗯，宋先生，抱歉……」我試著插話切入，婉轉地講：「宋先生，我可能暫時沒辦法幫你解決這些問題耶……」

「醫生！」宋偉豪舉起手臂，制止著不該來的插嘴，義正詞嚴道：「醫生！我知道你沒辦法解決！所以我就是要來告訴你，我要如何幫你們解決這些問題！用最完美的方法！」他握著拳頭，加重了語氣。

當見到拳頭在眼前揮舞，我還是多少明瞭所謂「識時務者為俊傑」；只好乖乖地閉上嘴，耐住性子，聽其言，靜觀其變。

「醫生！對人民而言，最重要的是什麼？」宋偉豪採用互動啟發式演說。

我脫口回答了：「嗯，吃飯啊！」但話才一出，立刻就後悔了。這樣的回答好像顯得太過輕率潦草，恐怕會招致嚴厲猛烈的批判。

宋偉豪圓圓瞪大兩隻眼睛，深深吸了口氣，用拳頭重重一擊掌，讓我不禁縮了縮頸子。他緊接著一聲爆喝，道：「我就知道！」

我心裡忐忑想著，要不要趕緊改個別的，像樣點兒的答案。正在猶豫不決，宋偉豪已經舉起兩個大手掌……

「醫生！」他熱情激動地晃著我的肩頭，道：「我就知道你會懂！」

「嗯……」也不曉得該如何回應，我只是莫名其妙地鬆了口氣。

「吃飯！本來就是最重要的嘛！」宋偉豪再度振臂激昂，道：「國父在三民主義裡，早就已經強調了『民生主義』！」

「嗯。」莫怪小弟反應太冷淡，在這麼短的時間內實在是完全搭不上他的節奏。

「這個社會錯了！全民健保錯了！統統都錯了！」宋偉豪奮力揮完手臂後，緩緩吐了口氣，道：「大方向不對！你說對不對？」

「嗯！」這會兒我是連點頭都不行了，因為這樣一點頭，也不知是算「對」還是「不對」。

彷彿是察覺到我的遲疑，宋偉豪道：「醫生，不要怕，我不會耽誤你太多時間。我都已經寫好了，這個就是你的未來！你家人的未來！你們國家的未來！偉大的未來！」他慷慨激昂地搖晃著手裡厚厚一整疊彩色印刷的傳單。

「護士小姐，這張給你，你一定要讀懂，你一定要了解！」宋偉豪雙手奉給了跟診的護理師姿儀，她正不知所措地立在一旁。

「醫生！這些都給你，你要告訴你的病人，你的家人，還有更多更多的人，這可是我們的美、麗、大、未、來！」宋偉豪鄭重地，再一次狠狠握住我的手。

末了，宋偉豪堅持拿批價單去繳費，因為他說：「醫生！你是第一個這麼懂我的人！你……你……你……我……我……」在他眼眶泛紅，感激涕零之前，姿儀趕緊叫了下一個病人。

說了這麼久，育志為了不負所託，更不能耽誤大夥兒的未來，今兒個決定把宋偉豪的心血仔仔細細寫上來，呈給看倌們過目。畢竟，這可是美麗的大未來啊！

容育志說在前頭，以下內容的確真真教人怦然心動，但不代表本台立場。

※

全宇宙最偉大霹靂無敵民生法案！

吃飯皇帝大

自古以來，民以「食」為天，「吃飯」始終是人類社會中最重要的角色之一。

孔子於子貢問政時，回答：「足食，足兵，民信之矣。」《論語・顏淵》。孟子亦有云：「……仰足以事父母，俯足以富妻子，樂歲終身飽……」《孟子・梁惠王篇》。可見古聖先賢們皆以「飽食」為治國之首要目標。簡而言之，就是「抓住人民的心，要先抓住人民的胃呀」！（按：開場引經據典，破題鏗鏘有力！）

唐朝百丈禪師亦有云：「一日不吃飯，一日不做事」。（按：此處些微有誤，正確的先後順序應為「一日不做事，一日不吃飯。」此間差異看倌宜審慎明辨之。）

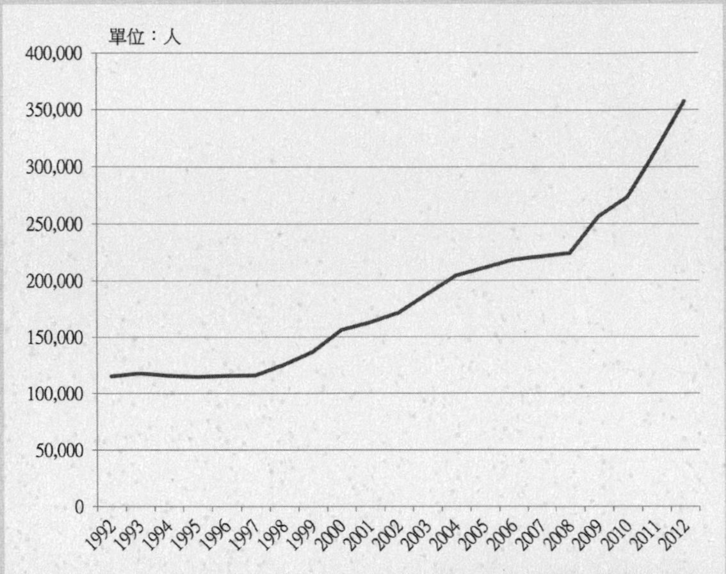

◎ 圖一　歷年臺灣低收入戶人數

資料來源：內政部統計處

「膳食」的費用支出在國民所得中一直都占有很大的比率，於二〇〇一年，食品費的支出占平均國民所得的二十．八五％。因為景氣低迷，薪資成長停滯，陷於貧窮的人口持續擴大，至二〇一二年，低收入戶有十四萬五千八百戶，戶內人口則超過三十五萬七千人，低收入人數占總人口比重達到一．五三％。有鑑於物價日益高漲，「膳食」

費用的支出已是越來越沉重的壓力與負擔。（按：提出各項數字佐證，足見用心良苦。）

餐風露宿的街友，保守估計在一萬二千餘名，且仍迅速攀升。「飢餓」更是無情地襲擊了國家未來的主人翁，大約每二十位學童當中便有一位過著三餐不繼的生活。近年來，政府皆以全民健保之政績而自滿，卻全然忽視了「民有飢色，野有餓莩」的社會事實。（按：用語聳動，卻又容不得辯駁。）

人一天得吃三餐，外加消夜、點心、下午茶，「膳食」的重要性不言可喻；相反的，大多數人一整年都不一定看超過三次病。再說，營養才是健康的根本，若忽略營養不良，等到搞出病了再來醫治，那是捨本逐末呀！無論怎麼比較，全民健保的重要性，充其量也只是「老二」，甚至「小三」而已。更何況，人要吃飽了才有尊嚴；縱然沒病沒痛，挨餓著肚子，何尊嚴之有？人，生而平等！實現醫療上的平等，只是假平等！實現飲食上的平等，方為真平等！（按：觀點雖然略有偏頗，但苦口婆心……）

追求真平等還只是其次。切記！飢腸起盜心啊！「吃飽」才是社會安定祥和的基石。大家莫要忘了電影《投名狀》裡，山賊喊的是：「搶錢、搶糧、搶娘兒們！」吃不飽是會暴動的。歷史的殷鑑，歷歷在目，實不可忘。（按：好像也有道理，山賊想搶的可不是醫生呀……）

宋子曰：「雖然我們無法消滅貧窮，但我們可以消滅飢餓！」（按：搜遍Google，均查不到此語之出處，育志強烈懷疑，「宋子」應該是宋偉豪的自謙之詞。或許，這會是他往後有力的競選口號吧。）

由於「膳食」是民眾最基本的人權與需求，為了增進全體國民營養健康，本人四處奔走，希望立法院能在最短的時間內通過這個法案，辦理「全民皆飽」政策。

提供營養且充足的食品，即為「全民皆飽」政策推行的宗旨及目的。因此，「全民皆飽」政策即為「促進社會公平、充分利用社會資源、增進服務效率、提升餐飲品質、凝聚全民共識。」（按：哇！原來是如此犀利偉大的政策呀！吾等拍案稱絕！）

「全民皆飽」，是全民營養健康的保護傘！

開辦「全民皆飽」的最大目標，就是使大家擁有健康幸福飽足的人生，讓每一位民眾，特別是弱勢民眾追求營養健康的生活成真。「全民皆飽」政策屬於強制性的社會保險，全民皆納保，全民皆可擁有飲食平等的權利。

「全民皆飽」的目的在消除國民日常飲食財務障礙、有效利用餐飲資源、提供國民充足均衡的營養，增進國民健康。而「全民皆飽」政策要能順利推展以達到預期目標，有賴全體保險對象、投保單位與餐飲服務機構的支持與配合，才能營造三贏的「全民皆飽」政策。（按：相當具體，能照顧全體民眾！）

餐飲服務網 便利完善

為讓民眾獲得完善的餐飲服務，「便利」是「全民皆飽局」首要努力的目標，希望達到「一卡在手，走遍全國」的普及率。民眾即使在國外飲食，回國後也能同樣享有核退「全民皆飽」費用的權益。（按：能食遍天下，相當便利！好！）

秉持「食，不可無肉」的原則，及「家家吃到飽，戶戶吃免驚」的理念，提供全民便利、完整的餐飲服務網。「全民皆飽」的服務涵括日常所需之一切，舉凡三餐、點心、消夜、下午茶、西式、中式、日式、法式、各項冷熱飲品、到府烹調、嬰兒膳食、產後月子餐、內用、外帶、宴會酒席、外燴辦桌的各項服務，期能以最完善充足的營養來滿足所有民眾不同的口味需求。

「全民皆飽」提供民眾完整充足無虞的餐飲服務，並能引入嚴格的「餐廳評鑑機制」，來為食材、衛生、烹調、口味、營養等項目把關。更要平抑調控菜價，杜絕長久以來「食材黑洞」的問題。

為回應民眾的熱情支持，未來，「全民皆飽局」將秉持同樣的精神與毅力，為民眾及餐飲界提供更優質的服務，以保障全民營養健康權益。

「全民皆飽」制度領先全球，全民共享榮耀安康！

環顧海內外，「全民皆飽」將是人類有史以來首開先例，獨一無二、空前絕後，最偉大的民生工程，以維護人民「食」的最基本人權，徹底改善了人民「食」的不平等，更完全消滅根除「飢餓」的存在。

展望未來，「全民皆飽局」將持續以「全民參與、營養永續」的經營理念，並以關懷弱勢民眾為宗旨，提供更貼心完整的服務。希望能達成國民平均體重破百的願景，更進一步地完成BMI（Body Mass Index，身體質量指數）加倍的遠大理想。大步邁向「全民皆飽」新紀元！

※

逐字逐字打上了關於「美麗大未來」的種種，育志彷彿聽見了繞耳久久不散的掌聲綿延，更彷彿已經見到晚間電視新聞裡，「全民皆飽局」總經理開著大口振振有詞地表示：「為了全體民眾的福祉，所有餐飲機構均不得拒絕任何人用餐的權益。

不分時段均應提供充足完整的膳食服務，菜量更需無限供應。漢堡加蛋，吃飯配滷菜本來就是人民最基本之權利，店家不得要求額外付費。更不得以『吃不完罰款』為理由，變相收費。『全民皆飽局』也將和『全民健保局』攜手，扮演國人生活上最重要的兩大守護神！成就『戶戶皆有酒肉臭，路邊沒有餓死骨』的美麗烏托邦！」

後記：

不難想像，文中的「全民皆飽」如果實現了，毫無節制的人性肯定會造成大量食物的浪費，街頭巷尾林立的餐廳也將大量關門。

「全民健保」和「全民皆飽」的願景其實很類似，所遭遇到的問題其實也差不多。牽涉如此廣泛的政策若沒有合宜的制度，將會引致難以收拾的後果，一切的美好都將會像是曇花一現。

8／免費萬萬歲

曾幾何時，到醫院看病開始有點像在市場買菜，總要「順便」要把蔥、帶點什麼當小禮物似的。這些「順便」看起來好像無傷大雅，但是數不盡的「順便」累積起來可就大有關係。

「醫生，能不能順便開感冒藥給我？」做乳房攝影的張大嬸問。

「醫生，能不能順便幫我驗膽固醇？」因為燒傷到門診換藥的李大叔問。

「醫生，能不能多開幾條藥膏給我？」傷口拆完線後的林小姐問。

「醫生，我都來住院了，能不能順便請牙科醫師幫我檢查牙齒？」剛動完痔瘡手術的蔡先生問。

曾幾何時，到醫院看病開始有點像在市場買菜，總要「順便」要把蔥、帶點什麼當小禮物似的。這些「順便」看起來好像無傷大雅，但是數不盡的「順便」累積起來可就大有關係。

全民健保的施行是臺灣人的福氣，我們擁有高品質的醫療，而且幾乎可以無限享用。任何東西只要價格低廉，幾乎都能夠誘發出龐大的需求量；免費，更是致命的吸引力。

你或許會問，雖然有健保，但是看病還是要繳錢啊，哪裡有免費？

應該要這樣說，我們每次看門診所付的掛號費和部分負擔幾乎都是「均一價」，並沒有因為做檢查或開藥而增加。舉例來說，老王看

任何東西只要價格低廉，幾乎都能夠誘發出龐大的需求量；免費，更是致命的吸引力。 ©Depositphotos / Alisa Karpova

診後兩手空空地離開，而小李則抽了一堆血，還領了一堆藥，但兩個人繳的錢差不多。就小李而言，這些多出來的檢查和用藥，幾乎就近似於免費；而兩手空空的老王可就虧大了。

這樣的制度下，當然會造就越來越多的「順便族」，也讓問題越滾越大。

※

記得有個故事這麼說：

在平靜的小村落裡，來了一位老先生，沿街叫賣：「來喔！好大好吃的湯圓喔！一顆一塊錢、二顆兩塊錢、三顆不用錢！」

「呦！三顆不用錢！」村裡的人聽到這麼好的事情，就紛紛圍了過去。

一開始大家還有些懷疑，終於最前頭的人先開口了：「老闆，來三顆湯圓！」

「好，馬上來！三顆不用錢。」老先生邊舀湯圓邊回答著。

一見到三顆湯圓真的不用錢，其他的人就爭先恐後地吃起了湯圓。聽到消息的人也紛紛趕來，甚至有人繼續叫第二碗、第三碗，直到真吃不下後，才腆著肚子離開……。

村人們真的那麼熱愛吃湯圓嗎？當然不見得，但是在「免費」的情境之下，就能夠激起強大的需求。

美國杜克大學的行為經濟學專家丹・艾瑞利（Dan Ariely），於麻省理工學院任教期間，做出一系列關於巧克力的有趣實驗，研究結果發表於《行銷學》（Marketing Science）期刊（註七）。

第一個實驗中共詢問六十個受試者，每個人可以有三種選擇：第一個是選擇較低價的「好時巧克力」（HERSHE'S），第二個選擇是較高價的「金莎巧克力」（Ferrero Rocher），第三個選擇是什麼都不買。第一回合內，好時巧克力的售價是二美分，金莎巧克力的售價是二十七美分。結果發現，身價二十七美分的金莎巧克力獲得四成受試者的支持，身價二美分的好時巧克力支持者占了的四十五％，剩下十五％的受試者兩種巧克力都沒有買。

第二回合裡物價波動了，兩種巧克力同時降價一美分，這次的實驗結果裡，身價二十六美分的金莎巧克力和身價一美分的好時巧克力的支持者算是平分秋色，各自占了四成，剩下的兩成受試者則是兩種巧克力都沒買。

來到第三回合，物價再次波動，又同時降價一美分，金莎巧克力的售價降到二十五美分，好時巧克力降到零元。結果（準備好聽答案了嗎？）零元版的好時巧克力大大勝出，支持率達到九成，只有一成的支持者買金莎巧克力。

在這個實驗的三個狀況中，我們看到的價碼分別是（2＆27）、（1＆26）和（0＆25）。兩種巧克力的價差都維持在二十五美分。當商品一律增減一美分時，等於換算成台幣是連五角都不到的價差，理論上支持者應該會差不了多少，所以確實，（2＆27）及（1＆26）兩組的差異性不大。但是，當關鍵數字「0」出現的時候，情況可就完全改觀了（圖一）。

為了實際驗證「免費」的威力，艾瑞利教授把巧克力實驗搬到麻省理工學院的學生自助餐廳內。在學生取餐要結帳的時候告訴他們有「一個人限買一顆巧克力」的活動，可以選擇好時巧克力或瑞士蓮松露巧克力。實驗結果發現，當好時巧克力的價格從一美分降到零元時，支持率從八％竄升到三十一％，接近原來的四倍；相對地，賣十四美分的瑞士蓮本來有三十％的擁護者，但當對手變成零元商品時，賣

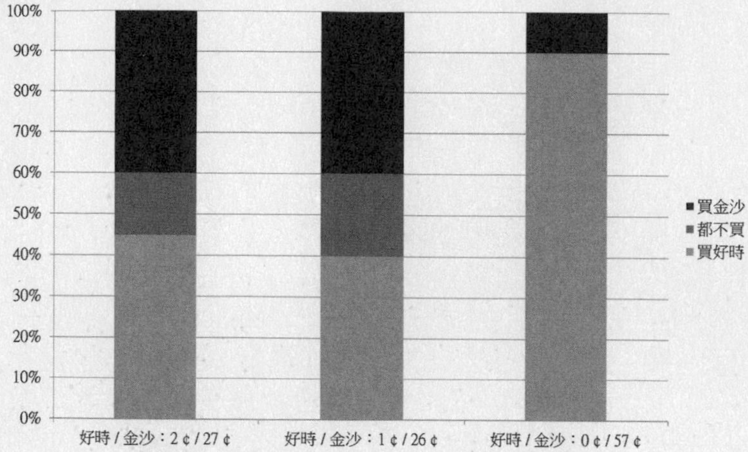

◎ 圖一　不同價格時，消費者選擇不同巧克力的比率。

資料來源：Kristina Shampanier, Nina Mazar, Dan Ariely. Zero as a Special Price: The True Value of Free Products. Marketing Science 26(6), pp. 742–757.

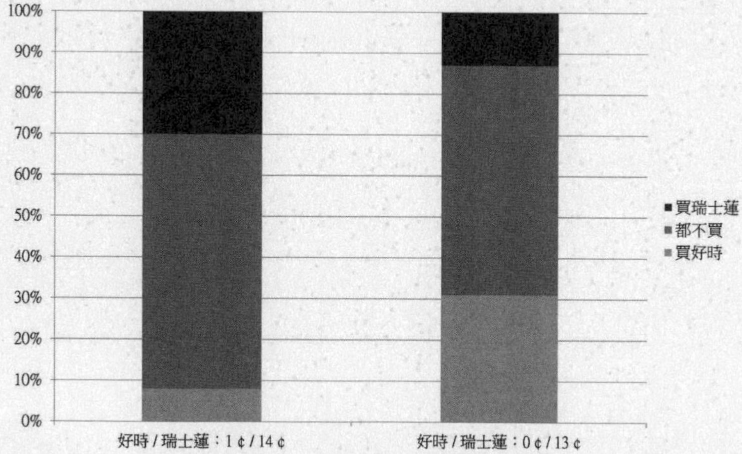

◎ 圖二　不同價格時，消費者選擇不同巧克力的比率。

資料來源：Kristina Shampanier, Nina Mazar, Dan Ariely. Zero as a Special Price: The True Value of Free Products. Marketing Science 26(6), pp. 742–757.

十三美分的瑞士蓮只剩下十三%的支持率（圖二）。

另外，艾瑞利教授也拿了亞馬遜的商品禮券來做實驗。他將十美元禮券和二十美元禮券分別降價為五美元和十二美元、一美元和八美元、以及零美元和七美元，讓受試者做選擇。一開始，有較多數的人選擇二十美元禮券，而當十美元禮券降價到零元時，就呈現大翻盤的局面，所有的受試者全都選擇了十美元禮券（圖三）。也讓我們再次見證了「免費」的力量。

這幾個實驗清楚呈現了「免費」對於我們所產生的巨大吸引力，更會完全改變我們的決策。值得注意的

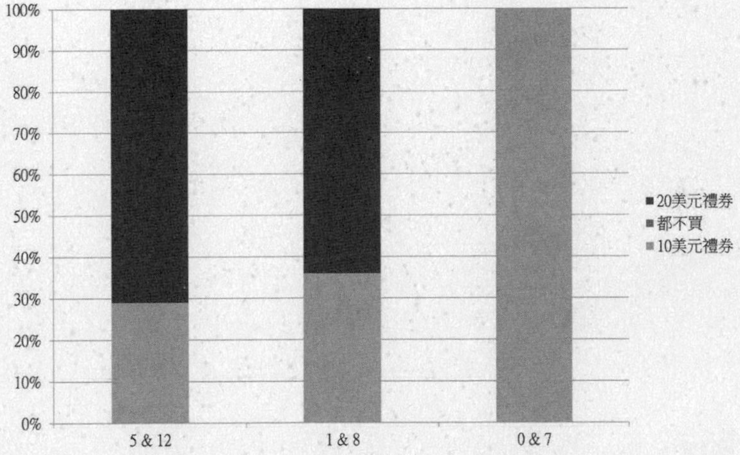

◎ 圖三　不同價格時，消費者選擇 10 美元禮券或 20 美元禮券的比率。

資料來源：Kristina Shampanier, Nina Mazar, Dan Ariely. Zero as a Special Price: The True Value of Free Products. Marketing Science 26(6), pp. 742–757.

是，若要逆轉這樣一個「需求暴衝」的局面，其實只需要小小的一美分。當我們得付出一點代價的時候，縱使只要少少的錢，也能夠讓我們回歸較合理的決策。

制定公共政策時，一定要將這樣的影響列入考量。雖然，我們總是假定人們可以端正、理性、節制、安分、適度地使用公共資源，不過，事實恐怕不是這麼一回事。

醫療資源遭到揮霍浪費的狀況，在健保施行之後便屢見不鮮，甚至每況愈下。資源的浪費同時存在於醫師和病患兩方，因為所有的醫療行為皆是由第三方來付費，所以慷他人之慨的醫師很多，領藥卻不吃的病患也很多。在不受限制之下，個人利益與公眾利益必然會產生衝突，使資源受到過度的剝削。我們並不能怪罪於個人，畢竟人類在面對「免費」時，就是如此的無法抗拒；若要能夠永續長久，制度本身才是最重要的。其實，需要的真的不多，就如我們在實驗中所見到的，只要少少的一美分就已經足夠改變人們的決策。雖然資源的浪費很難徹底杜絕，但是應該可以大大減少。

※

免費的制度最貴

回到賣湯圓的故事。

這位賣湯圓的老先生傳說就是八仙之一的漢鍾離。他為了尋找一位品行端正的徒弟，於是便藉著兜售免費湯圓來試驗人性。日子一天一天過去了，而每個客人都是選擇三顆不用錢的免費湯圓。在漢鍾離感到失望之際，來了個年輕人，年輕人道：「老闆，我要一顆湯圓。」

旁人聽了，連忙提醒年輕人：「傻孩子，吃三顆不用錢呢。」

年輕人道：「我知道三顆不用錢。可是，老闆遠迢迢地來做生意，我們總不能一直吃他的免費湯圓。所以我要用錢向老闆買湯圓。」

漢鍾離聽了之後很高興，他終於找到心目中的徒弟了。於是便向年輕人說明自己的真實身分，並對市場裡的客人說道：「你們大家轉頭看看，後面的那座山是不是被削去了大半啊？那些消失不見的土石，就是被你們吃到肚子裡的湯圓啊。」眾人聽了，紛紛倒在地上一邊抱著肚子喊疼，一邊努力地想把肚子裡的湯圓吐出來。

傳說這就是高雄半屏山的由來。

「免費」誰人不愛？但是天底下沒有任何資源是無窮無盡的，我們總是要付出代價，否則整座山都會被吃垮。「免費」會大大影響我們的決策，也將造成不可收拾的後果，所以，在建立制度的時候務必要把人性列入考慮，我們更不該建立一個考驗人性的制度。

＊註七　Kristina Shampanier, Nina Mazar, Dan Ariely. Zero as a Special Price: The True Value of Free Products. Marketing Science 26(6), pp. 742–757.

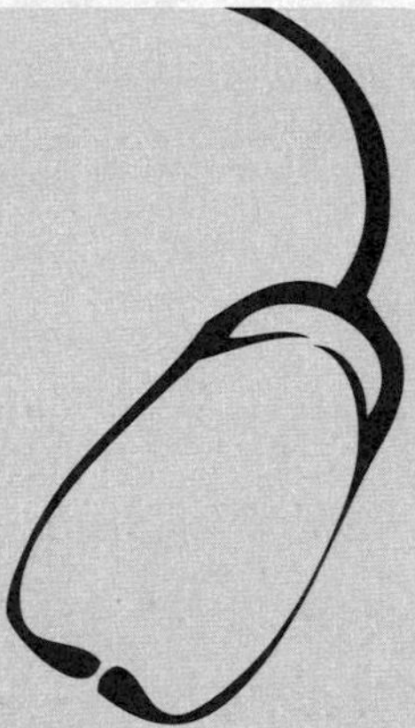

PART3

醫學不科學

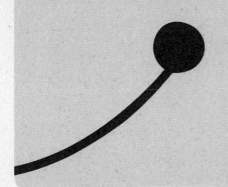

1／符水

大法師晃著頭頂上的冠子，衣袖飄飄，邁步走出加護病房，家屬趕忙追上去，捧著紅包袋，雙手奉上……

加護病房在醫院裡算是一處較特別的單位，通常有扇大大的鐵門，關著長長走道，屬於管制區，一天只開放兩個時段會客。主治醫師趁著會客時跟家人解釋病情進展狀況，是好轉、是惡化，或是原地踏步。

姑表親家，舊識好友也都會趁這短短的半小時來探視，握握手，摸摸頭，幫著按摩拍背，加油打氣。這一日，我趁開刀空檔，來到加護病房。

只見老老小小許多人在走道前換上隔離衣等待著。會客時間到，電動門開，為首踏步進來的一人，吸引了我的目光。他老兄身子高細瘦長，一身馬褂長袍行頭滿滿，閃閃金光，聲勢可嚇人。花彩大袍，遠遠都能嗅到檀木薰香的氣味。他的右手上拎了一個似鐘似鼓，陳舊顏色，瞧不出是何法器；左手揣了個杯子，厚實沉重，金屬光澤。腳下踩著黑布靴子，尖頭厚底，一身古意，連眼鏡框都是小圓形式。他的鬍鬢花白，眉毛垂到眼角，隨著大步飄逸著。看模樣是給孝順兒孫請來作法驅邪改運的。

因為瞧不出是何門派別，暫時便以「大法師」稱之。

大法師跨著大步飄然來到床邊，306 床號。

那是九十多歲老爺爺，腦中風昏迷多時，染了肺炎、呼吸窘迫，這幾日又出現敗血症，導致急性腎衰竭，狀況迅速惡化。大法師伸手指向了老爺爺，跟隨在後的兒孫不住點頭，垂了手候在一旁。只見大法師點了點頭，挪好方位站立定；一雙手臂平平舉起，長長的袖子垂展開來。闔眼頷首，嘴裡唸著，初時細不可聞，隨著手臂高舉，音量漸大，節奏越發急促。漸漸整個人身子開始抖動著，頭頂上冠子的長羽毛甩啊甩的，一雙手迅速舞著，踩著看似雜亂又有章法的步伐，彷彿是神靈上了身。本來打算上前勸止他的護理師鈴穗，睜大眼睛瞧著，一時也不知該如何是好。

「嗚啦！哇啦！吧拉！控篤嚕……控鼓嚕……噗剎……啊……嘿嘿！噢！

嘿！……嗶！駕！」他抬高了左腳單腳站著，上半身子還是不斷晃著。

加護病房裡，一干會客的家屬，全忘了要探視病人，都回過身去看人作法，熱鬧非凡；客氣點的會握住病床上阿爸的手，只遠遠探了頸子望，也有些人不自覺的走靠過去。加護病房裡，大多數的病人狀況都不好，要嘛意識模糊，要嘛昏沉沉睡，沒有知覺。少數幾個清醒狀況較佳的，聽到動靜，也都使勁兒探起半個身子望，把點滴管線繃得緊緊的。

「哪嚕……吧呼啦……篤嚕叭哩……嗶！」擊掌，仰頭，一聲大喝霹靂，整身的抖動戛然而止，像突然給拔掉插頭似的，大法師定在床邊，好些會兒才回過神，深深吐納，張開眼，算是功德圓滿。

瞧完了這一齣法力施展，一夥人才滿意地各自回到病人身旁。

大法師晃著頭頂上的冠子，衣袖飄飄，邁步走出加護病房，家屬趕忙追上去，捧著紅包袋，雙手奉上，想來肯定厚實。收下兒孫的「心意」之後，大法師由懷中掏出一只小瓶罐，寶物似的交給家屬，慎重地交代服用劑量及頻次，才點點頭離去。

這一幕大夥兒都目睹了，大法師也成了醫院裡的風雲人物，家屬、看護、隔壁床競相走告。過不了多時，大法師的邀約通告肯定源源不絕。每一次會客，他可能都要趕上兩場，在各個加護病房間來去穿梭，好不忙碌。顱內出血、車禍墜樓、心肌梗塞、敗血休克、老少男女，大法師是無所不包，無所不治。好一段時日裡，只要恢復良好、狀況穩定轉病房的，全都會算是他的功勞績效，稱得上是跨科部，溝通天上人間的大大功臣。

※

老爺爺的兒孫們小心翼翼捧著小罐子，恭恭敬敬送走了大法師，才回到床邊，一臉隆重地交予鈴穗。小罐子裡看起來是符咒燒成灰，和在水中。玻璃瓶子還塑成葫蘆模樣，壺身繫著紅色緞帶。

「小姐，這是要給我爺爺服用的。師父有交代，每一回十毫升，一日三回，飯後服用。」年紀較輕的孫子生怕老爸說漏了講不明白，自個兒便把話交代。鈴穗拿著小瓶罐瞧，一時不知該如何回應。

「可是……可是他了解你爺爺的病情嗎？」鈴穗小心著問。如此是婉轉的說法，希望能和平理性地勸退這項請求。

「當然知道啊！我有先拿電腦斷層的片子給他看過了！他對整個狀況都很了解！」孫子理直氣壯說著。

在加護病房裡會見到的符水神藥是各樣各式，膏糊、水樣、粉末狀，什麼都有。紅黑紫灰，色澤各異，嗅起來香辛溫辣嗆，氣味都是獨到，一般不會有成分標示，更多時候是用個透明塑膠小罐裝，沒有標籤、沒有來歷、沒有製造日期、沒有客服電話，常常連藥方名也沒有標示。

頂多會用油性麥克筆，歪歪斜斜寫上「清血」、「醒腦」、「除煞」、「驅邪」、「延壽」之類的功效；偶爾也會見到些新潮流的詞彙，諸如「治癌」、「殺菌」、「細胞再生」、「基因修復」、「提升免疫力」。

根據側面了解，通常都是花八萬、十萬買的，可能是經大師加持，施過法，下過咒語，灌注過靈氣；或許是山林野地裡求的，也或許是古街巷弄裡尋到的，好像古老的祕方都需要有張藏寶圖守護似的，人總是相信：「越神祕的，肯定越好，肯定有效。」還有啊，越貴的價錢買的，才越讓人信服，越讓人珍惜。

孝順的兒孫總會要求護理人員替病患餵食，但是裡頭的成分不明，總讓人十分為難。能夠「藥到病除」當然是皆大歡喜，但若是「藥到命除」恐怕不妥。想要斷然拒絕，怕給人怨，因為是大把鈔票求來的，又如何能置之不理？要欣然同意，又如何能夠心安？

遇上這般要求，每位醫師的處理方式都不大相同。有人嗤之以鼻，有人曉以大義，有人自由放任，有人唯唯諾諾，也有人苦口婆心。

有些家屬心中本來就有遲疑，生怕會弄巧成拙，反倒害了病人，經過一番說明，也就不再堅持服用，只是把藥罐子留在床頭，算是心意到了。

但也有些人心裡堅信是仙丹妙方，既能治病強身，還能起死回生。護理人員的婉言勸告，一概被視為見死不救。這類紛爭其實相當棘手。鈴穗拿了葫蘆罐子，正傷腦筋。我在一旁瞧了，也是束手無策，完全幫不上忙。局面還僵持著，一直沒有結論。

這時，鈴穗突然像是見到了救星，道：「啊！汪醫師來了，你們問他的意見好了！」汪醫師是老爺爺的主治醫師，照習慣趁會客時間來查房，順道解釋病情。

「汪醫師，他們希望我們能幫老爺爺灌食這瓶符水，一日三回。」鈴穗把故事簡短說了。

「對對對！醫師，灌這個看我爺爺能不能快點兒好起來！那個師父很厲害的！」

兒孫倆望著汪醫師，眼神殷切等著裁示。

汪醫師接過葫蘆瓶在手上端詳，然後透著燈光仔細瞧。最後還煞有其事地打開葫蘆蓋嗅了氣味。

「師父已經幫我們看過片子，應該是不會有問題啦！」老爺爺的兒子，補充說明，希望能透過理性的說法來打動汪醫師。

汪醫師把葫蘆瓶遞還給鈴穗，轉過頭說：「可以啊！不過你爸爸最近的消化狀況不太好，這個可以直接用來擦身體，經由皮膚吸收，效果一定會更加好！」

兒孫倆大喜，終於笑顏開展，不住口謝。雖然蒙著口罩，還是能瞧出鈴穗正笑得開懷。聽汪醫師這麼一說，我實在是滿心欽佩，大大折服，才一句話便巧妙地化解了這般難題，高明之至。

往後的會客時間，都會見到兒孫倆細心地用符水幫老爺爺擦拭身體。看來，一只葫蘆罐子也夠用上好些時日。

2／傾聽肚皮的聲音

雖然，王醫師開的也就是些尋常的腸胃藥，但是老先生很快就恢復了食慾，歡歡喜喜地出院回家……

王醫師已經六十多歲年紀，但是身子健朗，依舊每天看診開刀，在球場上也是生龍活虎，絲毫不見老態。他全年無休，固定上午七點查房，每次查房都像出巡繞境一樣，身後會跟著許多人，從總醫師、實習醫師、到見習醫師林林總總十多個人，聲勢浩大。當年，身為實習醫師的我自然也是亦步亦趨地跟在隊伍中。

讓王醫師動手術的大多是上了年紀的病患，老年人睡眠少，早早便都已經起了床等著查房。

一見到王醫師，老先生便開始報告自己的狀況，「王醫師，我從手術之後一直覺得腸胃不太順，連醫院送來的稀飯都吃不完。」

王醫師點點頭，請老先生把衣服掀了起來，見到他準備要聽腸音，跟在一旁的我連忙掏出聽診器遞了過去。豈料，王醫師絲毫沒理會我手中的聽診器，就直接彎下腰把右耳貼在老先生的肚皮上。

聽了好一陣子之後，王醫師站起身來，回過頭交代了幾句醫囑。

王醫師拍拍老先生的肩膀，道：「我開些藥給你吃，應該就會改善了。」

老先生煞是滿意，感激之情溢於言表。

雖然，王醫師開的也就是些尋常的腸胃藥，但是老先生很快就恢復了食慾，歡歡喜喜地出院回家。

「王醫師，你有夠高明，開的藥很對症頭。感謝你啦！」臨出院前，老先生不住口地感謝。

後來我也在手術房跟過王醫師幾台刀，他的刀法俐落，甚是了得。親眼見過他開刀的人幾乎都不會相信王醫師是曾經接受過腦瘤手術的人。

當時正值壯年的王醫師，因為反覆的頭痛、眩暈去接受檢查，核磁共振的影像顯示腦中的腫瘤已經有乒乓球般大小。近年來醫學的進步的確讓人感到很神奇，開刀後才三個星期，王醫師便又恢復看診開刀的生活；雖然頭頂還是光禿禿的，但他恢復得很不錯，記憶無損，手腳依舊靈巧；腦瘤手術後只留下一個後遺症，他右耳的聽力已經完全喪失。

雖然聽力沒了，但他依舊改不了多年的習慣，依舊會用右耳貼在患者的肚皮上細細傾聽。聽出了什麼嗎？沒有人曉得，但確實是治好了老先生的食慾不振和腸胃不順。

或許，這又是醫學另一個神奇的地方啊。

3／有醫？嘸醫？

究竟誰對？誰錯？恐怕只有老天知曉……

這天上午病房裡顯得熱鬧異常，花店送來了一盆又一盆的植栽，讓整條走道綠意盎然。受到各界關懷的主角是赫赫有名的趙董，他在年輕時候靠著鋼鐵業起家，在商界、政界皆有很大的影響力。

這麼一號人物住院之後，許多醫師都接到院長的電話，囑咐要共同商討，擬定治療計畫，給予最周延完善的照顧。趙董已經上了年紀，身材福態，應酬菸酒樣樣都不少，舉凡高血壓、糖尿病、心衰竭，各式各樣的慢性病一應俱全。

院方旋即召開了跨科室討論會。

胸腔科醫師首先發言：「趙董這次的發燒很可能是肺炎，從肺部X光片看起來有浸潤的現象，住院期間必須稍微限制水分的攝取。」

腎臟科醫師聽完之後搖搖頭，道：「水分應該要多一點才可以，他的腎臟功能比去年退步，可能是連續幾天發燒又流失水分的關係。倒是抗生素的使用要非常小心。」

老年科主任接著發言：「是的！趙董的發燒反反覆覆，應該要直接使用廣效抗生素，才不會延誤病情。」

感染科教授皺起眉頭，顯然很不認同，道：「萬萬不可。就是因為先前反反覆覆服用了好幾種抗生素，他的病情才會越來越複雜。這時候一定要先把抗生素全部停掉，等培養有明確的結果之後再重新用藥。」

沉默許久的內科主任緩緩地道：「反覆發燒不見得就是感染，內分泌功能也需要列入考慮。至於淋巴癌……」

剛值完班，有點兒閃神的腫瘤科醫師連忙點點頭，道：「對對對……淋巴癌、血癌都有可能用反覆發燒來表現，一定要很小心。看要不要先替趙董安排一個全身電腦斷層，不然做正子斷層攝影也可以？」

這許多七嘴八舌的發言，別說您看得一頭霧水，連我都被搞得頭昏腦脹。

在場各個科別的醫師們紛紛提出見解、列出診斷，雖然不認同別人的看法，卻也不敢反駁其他的可能性。相似的、相關的，甚至相反的意見便這麼洋洋灑灑地列在會議紀錄上。似乎都說得通，也都有道理，究竟誰對？誰錯？恐怕只有老天知曉。

好像是一艘船同時有十幾個舵手，各有主見又互不相讓。這一回到底有醫？嘸醫？趙董可要自求多福。

會議結束，不由得讓人想起那首囡仔歌，「阿公欲煮鹹，阿媽欲煮淡，兩人相打弄破鼎，依呀嘿都，隆咚叱咚鏘，哇、哈、哈！」

4／一定會很痛

面對一個未曾體驗、無法度量的未知，人們會嘗試去揣摩或猜測，而在這樣的運作過程中無論是恐懼或是期待都會被過度的放大或扭曲……

天有不測風雨，人有旦夕禍福，日常生活中遇上一些大大小小的傷總是難免。撕裂開來的傷口只要有一定的深度，通常便會建議進行縫合。縫線會將局部的組織固定，以利癒合。軀幹、四肢的肌膚需要承受較大的活動度與張力，為了降低傷口裂開的風險，通常會經過兩個禮拜才拆線。好不容易捱到了拆線，但在走進診間時，往往都會抱著既期待又害怕的矛盾情緒。

「拆線……會不會痛啊？」蘇小姐盯著手臂上的傷口，憂心地說。

這種時候的答案有兩個，「會」

和「不會」，很簡單的選擇題。蘇小姐應該期待著可以得到安慰，可以寬心的答案。但是，通常我會選擇一個很沒人性的回答，就是「會、很、痛。」

見到鑷子和銳利的尖剪，蘇小姐哭喪著臉緊閉雙眼，咬著牙屏住氣息。

為了降低組織對異物的反應，多數的撕裂傷會使用尼龍線來縫合。一一剪斷之後，就能抽掉線頭。隨後，跟診的護理師俞琳接手貼上紗布，一邊叮嚀著，「小姐，這兩個禮拜要避免劇烈運動，傷口才不會裂開喔。」

蘇小姐驚疑地睜開眼睛，道：「啥!?拆完了嗎？」

俞琳微笑著點點頭道：「嗯，已經好了喔。」

蘇小姐一臉不可置信卻又如釋重負，拿著單據歡歡喜喜地離去。

「哇嗚！這招真好用耶！」黏貼病歷時，俞琳開心地道：「從前，我們都會說『拆線不痛，不會痛』，結果，拆線的過程中只要有一點點刺痛，很多患者就會尖叫連連，家屬還會在旁埋怨，怪醫生下手太粗魯。倒是像這樣事先講明了『會、很、痛！』最後患者反而都會開開心心。」

同樣的拆線，同樣的疼痛，有時候會讓人無法忍受，有時候又讓人渾不知覺。

大腦的運作常常就是如此耐人尋味，面對一個未曾體驗、無法度量的未知，人們會嘗試去揣摩或猜測，而在這樣的運作過程中無論是恐懼或是期待都會被過度的放大或扭曲。

但總要許多年之後，我們才終於理解，原來這一切的一切，常常都只是自己腦子所構築出來的幻影，愛憎、嗔痴，皆然。

5／福壽

古老龐雜的戶政系統，又處在紛紛擾擾的亂世，孩子的戶口都只有晚報，不可能早，所以眼前這位罔腰婆婆，九成九肯定超過一百歲……

「八號，陳吳罔腰小姐！」跟診的護理師怡婷隔桌子遞過病歷後，開了門去喊。

我掂了掂入手沉沉的厚病歷，興味盎然地瞧著門口，要瞧瞧高齡九十八的「人瑞小姐」。

「篤、篤、篤、篤……」伴著枴杖聲的腳步走了進來，還算輕快。一頭銀灰髮絲，略略佝僂的身形，一對膝關節因著退化而向內翻，讓身高又矮小了好幾吋。

罔腰婆婆抬手打了招呼，中氣飽滿地說起話來：「醫生，你好啊！」

「婆婆，請坐！」

罔腰婆婆才坐下身子，立刻便彎腰去撩起褲管，身手可是靈活矯健，道：「醫生，今天特地搭計程車來給你看，我這膝蓋已經痛三天了。」

我湊過身去，要看仔細。罔腰婆婆拉高了老舊寬闊的七分褲，秀出自己的右腳，指著稍稍瘀腫的膝蓋，道：「醫生，我這邊痛三天了，害我走路都一跛一跛。」

「怎麼傷到的？」我問。

「那天清早，我騎孔明車要去買菜，結果馬路不平，轉彎的時候滑倒了。」罔腰婆婆舉起兩隻手，表演著當時發生事故的狀況。

聽她這麼說，對九十八歲的老婆婆依然有如此俐落的身手，心底可是欽佩萬分。推想當年，古老龐雜的戶政系統，又處在紛紛擾擾的亂世，孩子的戶口都只有晚報，不可能早，所以眼前這位罔腰婆婆，九成九肯定超過一百歲。活過了一世紀，還能自個兒騎車上街，耳聰目明，那真是不可多得的福壽雙全。

雖然摔車跌傷了膝蓋，罔腰婆婆的老骨頭可還是相當的爭氣硬朗，既沒撕裂，也沒骨折，只有一點兒皮下瘀腫，應該不礙事，過幾天就能痊癒。

「婆婆，這沒要緊啦，幾天就會好了。」

「這個要不要照電光？」罔腰婆婆問。

「應該不用，妳都還能走這樣好，骨頭應該沒有斷啦。」人類的下肢骨得承載幾十公斤的力量，只要能夠活動自如，應該是沒有骨折的問題。

「喔，這樣我就放心了！」冏腰婆婆拍拍胸口，吁了口氣。

「婆婆，我開一些止痛藥給你吃，慢慢就會改善了。」

「好好好……醫生，你實在有夠好！感謝感謝！」冏腰婆婆不住口地答謝：「你這樣講，阿婆我就放心了！我已經煩惱一整夜都不能睡，怕說要是骨頭折了，還得開刀接骨，我就悽慘了。」

「不要擔心，吃些藥就會比較好。」我輕輕拍拍阿婆的肩頭。

「道謝！道謝！醫生，你實在有夠好……我，實在有夠擔心……」冏腰婆婆又謝了幾回，突然沉下臉，哀傷模樣。

怡婷察覺到冏腰婆婆情緒突然的轉變，柔聲安慰著：「阿婆，不要擔心，醫生說吃藥就可以了。」

經過好一會兒，冏腰婆婆紅起眼泫然欲泣：「醫生，我告訴你，我實在有夠苦命……」

我望著，老婆婆便這麼開始說起：「醫生，我真正有夠苦命的……」緩緩搖了頭，繼續道：「你知不知道……我三歲沒老母，六歲沒老爸……我十六歲就嫁人，後來生了四個兒子，五個女兒……有兩個嫁到日本……」想來罔腰婆婆該是多子多孫滿堂福氣，但對一個世紀前的往事依舊念念不忘。

「我先生八十歲不到就過往了……我大兒子開餐廳，七十六歲過去的，醫生說是胃癌擴散到骨頭，醫不好……二兒子車禍，七十二歲過去的，被人家開車從旁邊撞，有夠夭壽……還有一個兒子作醫師，身體本來好好，結果後來中風，已經躺在床上好幾年了，連吃飯都要人家餵……」七十多歲的年紀過世，在罔腰婆婆眼中，幾乎是算作短命夭折。

「我有一個孫子，五十幾歲開工廠，結果去爬山，心臟病發起來，送下山就來不及了……有一個孫女，去年剛退休，結果被驗到乳癌，還去開刀，住醫院一個多禮拜……另外有個孫女當老師，嫁得不好，現在都一個人養三個小孩，有夠艱苦……」

罔腰婆婆拉拉雜雜交代了家族裡幾代人的往事，充分展示了她老人家依然清楚明白的腦袋思路。沉思半晌，又道：「我三十歲的時候開過盲腸，那時候醫院開刀技術差，害我的消化變得不好，骨頭又會痠痛，你看……我現在連騎車都摔成這樣……實在……實在是有夠苦命啦……」她長長嘆了口氣，又再一度舉證說明自己的命運多舛，鎖眉愁容，幾乎都要潸然淚下。

並非在場的我們冷血無情，但身處充滿生老病往的醫院裡，罔腰婆婆在「苦命悲情指數排行榜」上，還僅僅勉強算得上是後段班名次而已。

九十八的高齡，多子多孫，身體勇健，耳聰目明，平心而論，這絕對稱得上是福壽雙全。偏偏罔腰婆婆還是有這許多的抱怨，這許多的煩惱。或許，人不是不懂得知足；人啊，根本是完全忽略了自身所擁有的好。每每望著別人的所有，都只在羨慕中怨天尤人。幾十年的歲月，竟都只有不幸的回憶讓她掛在心上，念念不忘。

長吁短嘆裡，好不容易才送走了這麼位「人瑞小姐」。望著她的背影，讓人不由得想：「其實，人不能長生不老，是有道理的。」您瞧，罔腰婆婆才剛活過一世紀，便能有這許多脫不了，擺不去的苦痛回憶，要若再度個幾十年光陰，那整缸子苦水又該如何了得？

6／活著

在整個住院過程中上網還真是他最重要的事，除了術後第一天，因為止痛藥的作用讓他昏睡以外，那台筆記型電腦一直都擺在病床上。連解釋病情，他都還戴著耳機沉醉在線上遊戲的世界裡廝殺不懈……

大腸癌的發生率會隨著年齡逐漸升高，但是大腸癌可不是老年人的專利。因為排便習慣改變，又斷斷續續有血便的狀況，趙先生才到醫院接受檢查。雖然已經三十多歲，但是趙先生仍然跟父母同住，連坐在診間裡都是母親在回答問題。

「從大腸鏡檢查看起來應該是大腸癌。」彩色照片裡可以見到長相猙獰的腫瘤，占據了部分腸道。

「大腸癌！怎麼可能!?」趙媽媽倒吸了一口氣，極度震驚。

「嗯，這個應該要儘快手術，不然腸道可能會整個被塞住。」發生在年輕人身上的癌症常會表現出較高的侵略性，術後常需要輔助化學治療，以增加存活率。

「叫你別整天上網玩遊戲，你就不聽！看吧，整天坐在電腦前面，現在都坐出問題來了！」上網和大腸癌的形成當然沒有關聯，但是趙媽媽又急又氣，逕自數落著兒子。

「這個手術需要先清理腸道，所以會安排你下禮拜一住院，預定禮拜三進行手術。」

趙先生不知是不是給嚇傻了，對於後續的治療計畫都只是默默點頭，絲毫沒表示意見。

填寫住院單時，跟診護士問：「先生，請問你想要住單人房、雙人房，還是健保房？」

「都……都可以。」趙先生恍神了一會兒，才突然問：「你們病房有網路嗎？」

「都要開刀了還上什麼網！」趙媽媽沒好氣地碎唸。

不過，在整個住院過程中上網還真是他最重要的事，除了術後第一天，因為止痛藥的作用讓他昏睡以外，那台筆記型電腦一直都擺在病床上。連解釋病情，他都還戴著耳機沉醉在線上遊戲的世界裡廝殺不懈。

因為癌細胞已經擴散到淋巴結，所以在術後又接受了好幾次化學治療，根據目前的研究，認為這樣可以延長存活的時間。

每一次回到門診，趙媽媽都是緊跟在旁，仔細地報告各種狀況。「這次做完化療，食慾比較差，不過都還吃得下，排便也沒有問題。最討厭的就是他都足不出戶，整天關在家裡，只會上網、看電視、打電動，講都講不聽。」

「上網是會怎麼樣？」趙先生斜著眼毫不客氣地頂嘴，讓氣氛有點兒僵。

醫生微微一笑，就順著話頭問，要化解尷尬，「最近有什麼好玩的遊戲啊？」

「沒什麼啦，就殺殺時間。」趙先生隨口回答了，一副愛理不理的模樣。

每一回在醫學期刊上發表的報告，總是在研究如何讓人多活幾個月或幾年的時間，卻不知有沒有學者在研究，人們究竟在有意無意間「殺掉」了多少時間？

7／矛盾，在搞懂與不懂之間

許多時候，會有人拿著醫院的檢驗報告來問。報告紙上密密麻麻，每一段句子旁，都還認真的標注著中文翻譯。但，了解事情全貌的關鍵，並非僅只於語言的翻譯而已……

絕大多數的人，在聽到需要動手術時，都會表現出焦慮、緊張的情緒，這是人之常情。但也有些人，是才剛踩進診間，便會一整個心焦慌張的模樣。曹太太便是這般。

因為最近幾個月來，排便習慣改變，讓六十多歲的她來到門診。

「我有時候便祕，有時候又拉稀，肚子脹脹的，食慾很差，整個人都很不舒服，體重掉了好幾公斤。」她皺起眉頭說話，身子緊繃著，緊握的一雙手，讓人瞧了都感覺不自在。

後續的大腸鏡檢查在乙狀結腸裡發現惡性腫瘤，因此建議手術治療。

一般而言，在進行這類大手術前都會幫年紀較大的患者作心肺功能檢查，作為參考。

我翻看心臟超音波的報告，裡邊洋洋灑灑列著：

1. Concentric LVH
2. Calcification of AV
3. Mild AR, MR
4. Moderate TR
5. Adequate LV global performance, LVEF:71%
6. No preicardial effusion

「嗯，心臟不太好喔！」我在病歷上作了紀錄。

「怎麼可能！是哪裡不好!?我都有在運動說！」曹太太挺直腰桿，睜大眼睛問：「有很嚴重嗎？」

「這些是老化的現象啦，年紀大了器官就會漸漸退化。」

「退化？那會不會怎樣？這樣還能不能開刀？」曹太太急切地問，連珠炮似的。

「心臟功能還算可以，老化是一定會有的。」縱使是鐵打的機器都會逐漸衰壞毀敗，更何況是運作了幾十年，還沒辦法替換零件的血肉之軀。但是，總有人無論如何都不願意接受如此事實。

曹太太眉頭蹙著，臉上的皺紋糾結，很顯然這樣的說詞全然沒法讓她信服。沉默了半晌，她忽然道：「醫師，你在病歷上為什麼不用中文寫？」語氣中透著懷疑。

我愣了一愣，還沒搞懂狀況。

曹太太繼續道：「是不是有什麼故意不讓我知道？」有點兒像在法庭上質詢的味道。

「沒有啊，報告裡講的大概就是這樣……左心室有點肥大……瓣膜有鈣化……沒有心包膜積水……」我一一解釋著。

曹太太指著一整頁的相片和圖表問道：「報告明明還有寫很多，怎麼會只有這樣？」突如其來的詰問，的確讓人一時很難說明白。

還來不及答話，曹太太便下了指令：「你把報告印給我，我拿回去自己看！」

「好，行啊。」我聳聳肩，乖乖地遵命照辦。

「病歷本來就應該要寫中文嘛！你們醫生幹嘛都要故意寫那些讓人家看不懂的！」曹太太不忘數落幾句，「哼，我兒子女兒都念研究所，拿回去讓他們看，還比較清楚。」

在醫院裡印報告，印病歷的要求時時有之。而有更多的時候，會有人拿著其他醫院的檢驗報告、病理報告來問。報告紙上密密麻麻，每一段句子旁，都還認真的標注著中文翻譯。但，了解事情全貌的關鍵，並非僅只於語言的翻譯而已。英翻中當然可行，但翻譯的結果，充其量不過便是由「看不懂的英文」變成「看不懂的中文」罷了。

看不懂的中文！天底下怎麼可能有看不懂的中文？

容我小小舉個例。

Acinetobacter baumannii 是一種醫院內常見到的細菌，在重症患者可導致嚴重的感染。它的中文名稱是「鮑氏不動桿菌」。

「何謂『鮑氏不動桿菌』？」這該是許多人心裡頭浮現的小問號。

「嗯，為一種廣泛存在於大自然環境中，嗜氧性革蘭氏陰性的桿菌。」這段是教科書上的介紹，一般而言，認真用功的乖寶寶會立刻用黃色螢光筆作上記號，然後心裡頭默唸二十次。

「噢……那為什麼叫『不動』？什麼叫嗜氧性？什麼又是革蘭氏陰性？」很快

的，浮上來的小問號越來越多，小泡泡似的。

「Acinetobacter baumannii鼎鼎大名，近幾年已成為院內感染的重要病原菌，而且其抗藥性越來越強，甚至出現MDRAB（multidrug-resistant Acinetobacter baumannii）和PDRAB（pandrug-resistant Acinetobacter baumannii）。翻譯過來便是『多重抗藥性鮑氏不動桿菌』和『全抗藥性鮑氏不動桿菌』。」老師講得口沫橫飛，興高采烈，但飄在空中的問號越來越多，昏暗講堂裡已有小半同學的意識陷入昏迷。

單純的翻譯非但沒有解決問題，更像是捅到馬蜂窩一般，惹出更多的問題。好像咱們小時候，一張嘴吱吱喳喳靜不下來，總會纏著老媽追問：「為什麼會下雨？」「為什麼蜻蜓會飛？」「為什麼樹葉是綠色的？」「為什麼吃芒果會中毒？」「為什麼……？為什麼……？」總是有著許許多多無厘頭，千奇百怪的問題。早已經記不得老媽當年是如何回答。只曉得，後來在書架上出現一套書，叫做「十萬個為什麼」，封面上滿滿的全是問號，五顏六色，繽紛萬狀。

另外，像是Bacteremia（菌血症）、Spesis（敗血症）、SIRS（全身性炎性反應症候群），這些狀況在臨床上都可能出現發燒、休克、心搏過速等表現，但其各自又有著不同的定義。單靠英翻中，肯定沒法有更深入的了解。不過大夥兒千萬別誤會，因為使用讓人「看不懂的中文」並非有意隱瞞，更絕無「存心讓人有看沒有懂」的大陰謀。

這年頭資訊飛快流通，只要用指頭輕易 Google 兩下，就能明白在下絕非虛言。其實，「看不懂的中文」所在多有，又何僅止於醫學領域。

在電腦普及，人手一機的當下，讓咱們瞧瞧一小段關於中央處理器的介紹。

……在 Nehalem 架構之下，Core X 將利用新加入的 QuickPath Interconnect（QPI）和北橋溝通。就較低階 Core X 型號而言此介面提供 4.8 G.8hasspacetruenegativefalsenumbertype1tcsc>T/s 的頻寬，等於 9 GB/s 的雙向頻寬。……

您瞧，這段「看不懂的中文」比起病歷而言是否更加倍地讓人不懂。明明數字是數字，文字是文字，字字分明，偏偏湊起來是一頭霧水，全然沒法理解。

幸好，有善心人士在消化了好幾大頁「看不懂的文字、圖表」之後，簡單概要地寫下了這麼段文字。

……長話短說，「Core X 不但改善了效能，也提高了能源效率。根據我們的效能測試程序中所呈現的數字，Core X 每時脈比 Core Y 快了十六％。」……

相信這段好懂許多的文字，能讓許多人滿意地撫鬚頷首。有了數據，感覺上勝負已定，這就是人人愛看的結論。至於這樣的結論是否當真「名副其實」，已經少有人深究。而廠商更是絕不以此結論為滿足，宣傳包裝的手段自然加倍高明，以下是他們大剌剌寫下的廣告詞。

……地球上最快的處理器！……

這段簡潔乾脆的廣告詞對大夥兒來說肯定就都是「看得懂的中文」。為此而願意心甘情願，掏錢買單的人自然也就更多了。相信，或許在不久的將來，咱們還能見到「太陽系最快的處理器」呢！

「看不懂的中文」在古老醫學的中文病歷裡也是常見。「肝陽上亢」、「肝氣鬱結」、「肝氣犯脾」、「肝陰不足」、「肝風內動」、「肝經濕熱」、「肝火上炎」、「肝腎陰虛」。瞧瞧上列這串描述，想必大家都是暈頭轉向，渾渾然不知所云。此「肝」是否便是印象中的「肝」，都還作不準呢！

當「行話」遇上「普通話」

在各行各業，都存在著許多的「專業術語」，這是「必然」，也「必須」的。目的是讓同行之間能「精確完整」的溝通。舉醫學上最最基礎的解剖為例，全身上下兩百多塊骨頭，甚至是骨骼上的一個突起或一道溝紋，都有專屬自己的名字。單純把病歷英翻中，非但沒有解決問題，還會越弄越糊塗。

無論在哪一個領域裡，「行話」與「普通話」之間，本來就存在著又高又陡的藩籬，那是需要經年累月的學習才能夠跨越，沒有捷徑。這個問題在醫學來說是更加的切身，更加的難分難解。因為電腦工程師無須費心費神，費盡口舌來解釋晶片裡的奧祕，解釋什麼是「北橋」？什麼是「南橋」？什麼是QPI？他們只要拍胸脯告訴咱們，「這是地球上最快的處理器！」也就夠了。但醫師往往卻是需要把「行話」轉成「普通話」，還得用國語、用台語，或者比手畫腳來解釋病情給大人、給小孩、給老人聽。大多時候，醫師會嘗試把病情簡化成口語上大家「能聽懂的中文」來說明。但在這樣一個「轉譯」的過程，又會浮現不同的困難。

方才提到的 Bacteremia（菌血症）、Spesis（敗血症）、SIRS（全身性炎性反應症候群），醫師在說明病情時可能會使用「感染」、「發炎」、「長細菌」、「發燒」、「白血球增加」等含意相近的詞彙。卻也因為如此，常會聽家屬抱怨：「我們找了好幾個醫生，看一個講一種，講的都不一樣，我爸到底是得什麼病？」更有人氣憤地說：「都是之前的醫生誤診，亂講一通。」

語言上同義，近似的詞彙有太多太多，這更是凸顯了「專業術語」存在的重要性，而搞懂這些個術語的背後，往往又需要更廣泛深入的知識為基礎，絕非用手指輕鬆 Google 兩下就能解決。一知半解的狀況下，誤用或濫用這些個「行話」，更會讓事情雪上加霜。硬著規定在病歷上寫中文，非但無濟於事，更萬萬強求不來。

曹太太拿著一疊列印好的報告和手術同意書，這才滿意地離開。手術同意書上從頭到尾寫的自然都是中文，但，事與願違，故事依然沒有圓滿的結局。

※

那是隔了兩天的門診時間，有人重重敲了門，碰！碰！碰碰碰！

跟診的護理師淑英都還沒應，診間的門便給推開，闖進來的是一位瘦高體型，戴副銀色鏡框滿臉痘疤凹凸的中年男子，怒氣騰騰。跟在後頭進來的還有一男一女，看起來年紀較小。

「先生，請問你是……？」淑英客氣地問。

「我們是家屬！」語氣很差，顯然來意不善。

「啪！」他把手裡的文件摔在桌上，然後用指頭重重地敲了幾下，「醫生，你這個在寫什麼！」

低頭瞧了，原來正是曹太太的手術同意書，上頭寫了疾病、術式及一些補充說明。我一臉疑惑，「有什麼問題嗎？」

那男子指著其中一行字，「手術可能併發出血、感染、中風及其他內科疾病，可能導致死亡。」他瞪著眼睛凶巴巴地道：「你為什麼要這樣嚇我媽!?」

唔！冤枉冤枉，哪有此意？這可是咱們的律法裡規定的，手術前必須告知手術可能之併發症及危險。走在馬路上，都能飛來橫禍，更何況是開膛剖肚的大手術。

「你幹嘛要用這種恫嚇性的文句!?」男子非常不滿。

「你害我媽睡不著又吃不下，血壓都高起來了，你知不知道！」三個人像出了閘的猛虎，左一言右一語地問罪指責，全然不容分說。

「你在詛咒我媽是不是！」

「為什麼你要寫這麼不吉利的字在同意書上，刀都還沒開就寫這樣，觸我媽的霉頭！」嗚呼……這條罪名更是天大地大，只要被認定了「觸人霉頭」、「壞人運勢」，那根本就是罪該萬死。

「你們這根本是要逼人家簽生死狀嘛！」

「開個刀哪有那麼恐怖！」

「哼！講這麼多還不就只是醫生為了要推卸責任！」年紀較輕的女子，手抱在胸前滿臉不屑，講起話更是刻薄尖酸，陰冷地教人一身寒顫。

手術同意書上這些說明，僅是平實地用大家都能看懂的方式，呈現手術可能遭遇的風險，卻惹來這許多批評責難。唉，寫多了像是恐嚇；但，要若沒寫上去，事後往往又會被人指著鼻頭臭罵：「醫生，你事前又沒有告訴我說開刀會死人！」

「未善盡告知的義務」的大帽子扣下來，那是百口莫辯。這幾年來在刀口上討生活，深深體悟了「刀無大小」這個道裡。疝氣手術併發中風？闌尾切除併發心肌梗塞？門診手術併發心律不整？看似風馬牛不相及的兩回事，其實都是能如災難一般地湊在一塊兒。人的體質各異，有人連吃口花生醬都會因過敏致死，更何況是動刀見血的複雜手術。醫院裡，手術檯上多麼稀奇古怪、不可思議的併發症都曾經發生過。再平常的刀，再尋常的藥物都可能致命。臺灣話裡有句俚語「人命脆脆」，實是最佳的註解。

想想處境著實淒涼，手術成功，有時連句謝都不可得；而人力難為之際，竟然可能身繫囹圄，身敗名裂。處身動輒興訟的環境裡，外科醫師根本是一腳跨在手術房，一腳踏在監牢裡的殺人兇手。然，天下真有醫師樂見患者逝去？

經過好一番解釋，他們終於有一丁點兒相信，醫師並非有意恫嚇。那男子的口氣稍緩，卻還是不願放下氣呼呼的情緒，話鋒一轉，道：「既然有這麼多危險，那你為什麼沒有把手術成功的機率寫上去？」

接著又是咄咄逼人：「會發生感染的機率是多少？中風的機率是多少？轉移的機率是多少？復發的機會又是多少？你們手術同意書只寫這樣，太簡略了嘛！」

這年頭，凡事只要填上了「數據」、「機率」，總會給人較「科學」、「踏實」

的感覺。但，機率當真能給咱們更多的保證和心安嗎？

咱們所見到種種併發症發生的機率，都是在某些特定族群的統計數據，這些在有限的樣本數所觀察到的現象，僅只是分析過往而得到的結果，不盡然能推論至所有的人，更不必然能夠預測未知。

君不見在眾多五顏六色，大吹大擂慫恿投資基金的廣告後頭，都有蠅頭小字寫著：「過去績效不代表未來績效之保證。」

開刀導致死亡的機率更是如此。因為年紀、體質、營養、健康狀況、疾病複雜度及術後的恢復各不相同，又有誰人能預知成功的機率。執著於機率時，更還可能出現爭執。偶爾會見到面紅耳赤的質問：「你開刀前說死亡率只有十%，為什麼我爸還是死了？」十%到底算低還是高？大樂透的機率是如此之渺渺，但大夥兒買了彩券之後，不都是眉開眼笑，感覺勝券在握。

相信咱們永遠也沒法料準「開刀的危險性」，但對於「不開刀的危險性」，醫師倒是有十足十的把握。若不開刀，放任大腸癌長大、轉移、擴散，終至藥石罔效，那「不開刀的危險性」肯定便是百分之百。這也正是建議動手術最主要的出發點。倘若害怕可能出現的併發症而拒絕開刀，那是捨本逐末，因噎廢食呀。風險必然存在，醫師所能提供的是「建議」，至於人人所企求渴望的「保證」，凡人又如何能夠？

報章雜誌裡，大多數引經據典，滔滔不絕，教導人投資的文章末了，都會附上這麼段密密麻麻的聲明：

……基金經理公司除盡善良管理人之注意義務外，不負責本基金之盈虧，亦不保證最低之收益，投資人申購前應詳閱公開說明書。本基金不適合無法承擔相關風險之投資人，本文提及之經濟走勢預測不必然代表本基金之績效……

當有那麼一天，手術同意書改成了厚厚一大疊，寫著教科書滿滿的知識及統計圖表，末了再印上了類似這般的小字時，對我們來說究竟是禍？是福？

誰人不希望患者能順利康復？但，每當事與願違時，換來的便是庸醫誤診、醫療過失之類的臭罵指責，又有幾人能受得了？矛盾與衝突，往往便在搞懂與不懂之間交雜糾葛著。

說真個兒的，生命這一盤，做莊的是老天，你我都在局裡。下一把會是通殺還是瞥十，咱們不也都又盼又怕，提心吊膽，誰又能說得準呢？

小小題外話：

方才在文中曾經提到一段關於中央處理器的介紹。

……長話短說，「Core X 不但改善了效能，也提高了能源效率。根據我們的效能測試程序中所呈現的數字，Core X 每時脈比 Core Y 快了十六％。」……

看完上頭這些說明，「快了十六％」會是留存在腦中的印象，但電腦的效能又牽涉周邊硬體，及在不同應用程式下的表現。如此細想，這麼一個好像能說明一切的數據，其實並沒法真實呈現全貌。**數字的魔力，讓人好像懂了，也讓消費者炫目於時脈、容量的追求。**

話說，一九七九年美國太空梭的控制系統是採用 Intel 8086 處理器，時脈僅為 10 MHz，已然足夠飛上月球。看倌兒現在手邊的電腦，時脈動輒便是 2,000～3,000 MHz。大多數的咱們還不就只是拿來上網、寫文章、聽音樂。縱然擁有了太陽系最快的處理器，又是如何？

8／禁不起考驗的真相

難以置信的是，一個事件的真相可以如此的單純，但在人為的包裝操弄之後，竟可以如此的讓人百口莫辯……

「二十九號，李良維先生！」馨慧按下燈號後，打開門唱名。遞過來的是本薄薄的剛製作好的病歷本。

走進診間來，是位高高瘦瘦，四十多歲年紀，頭一回來到醫院掛號的初診病患。李良維有禮地道：「劉醫師，您好！」臉上帶著微笑，相當和善。

「你好！有什麼問題？」我翻開病歷的空白頁問。

「醫生，我上腹這邊常常都會痛。」李良維用手指了指上腹部位，道：「一個多月了，時好時壞。」

「飯前比較痛？還是飯後比較

痛？」上腹痛可不盡然都是胃痛。飢餓時候的疼痛較常是消化性潰瘍造成的問題；若是進食後產生的疼痛，較偏向是膽囊引起的症狀，因為飯後的膽囊會收縮，如果有膽結石便可能導致不適。因為這兩者都可能以上腹不適來表現，治療方法大不相同，需要小心辨別。

「還沒吃飯，餓的時候比較痛。」李良維道：「只要工作忙沒注意過了吃飯時間，就會疼得厲害。」聽起來較像是潰瘍的疼痛。

「會痛多久？」我問。

「不一定耶。要是趕緊吃點東西，就會比較舒服；如果空腹時間拖了太久，就可能會痛一整個下午，很難受。」李良維皺起眉頭道。

「會不會溢酸水？還是胸口灼熱嗎？」

「嗯，有一點，躺下來會比較嚴重。」李良維補充道：「所以我都要睡比較高的枕頭。」這是胃食道逆流的症狀，也是會讓人相當不舒服。

「李先生，有做過胃鏡檢查嗎？」我問。

「有的有的！之前在台北工作的時候做過兩次，那時候壓力大，三餐從來都不正常，痛起來真的要命！我就是因為這樣才決定換工作，也不敢去應酬喝酒。」李良維提到當年的狀況。

「做完胃鏡，醫生怎麼說？」

「他跟我說有胃潰瘍、十二指腸潰瘍和胃食道逆流。還說檢查起來有幽門螺旋桿菌的感染。」李良維很正確地描述了這些專業術語。幽門螺旋桿菌（Helicobacter pylori）為一種革蘭氏陰性細菌，它可是赫赫有名的大人物。在過去醫學的觀念裡總是認為潰瘍的產生是因為喝酒、壓力大、辛辣食物、飲食不正常、生活不規律。不過在一九八〇年代，澳洲的馬歇爾（Barry J. Marshall）與瓦倫（Robin Warren）發現了這種住在胃黏膜裡的細菌，更證實幽門螺旋桿菌可以導致胃潰瘍的形成。這樣的發現讓人類大大吃驚，原來胃潰瘍不但可以由細菌所導致，居然還是可以傳染的疾病。此一成果徹底扭轉了人類對胃潰瘍的認知，更發展出完全不同的治療方法。也因如此，兩位醫師獲得了二〇〇五年諾貝爾生理醫學獎。

「我那時有吃藥，而且也已經完成根除幽門螺旋桿菌的療程。」李良維道：「那個藥很有效，症狀真的改善很多，最近症狀才又慢慢復發。」這是氫離子幫浦阻斷劑的功效，能抑制胃酸的分泌，且有效地治療潰瘍及胃食道逆流，二十多年來造福無數患者。

「李先生，看你要不要再作一次胃鏡檢查，看看潰瘍的狀況？」我問。

李良維舉起兩隻手搖著道：「不要！不要！不要！作胃鏡好痛苦！不要！不要！不要！」因為檢查的過程得吞下長長的胃鏡，吞劍似的，讓很多人退避三舍。

「醫生，你開藥給我吃就好了，上回我吃的是『舒潰樂』，不知道你們醫院有沒有這個藥？」「舒潰樂」便是一種氫離子幫浦阻斷劑。

「這個藥，有是有啊，不過開這個藥得先做檢查才行……」我面有難色地說。因為這些氫離子幫浦阻斷劑藥價都不便宜，健保規定需要有近期的胃鏡報告證實潰瘍才能夠給付。

「沒關係，我自費買就行了！」李良維很乾脆地講，想來他也十分了解這些給藥的限制。

「喔，這樣啊……」

「醫生你開一個月的『舒潰樂』，這個比其他的胃藥有效太多了，我自己出錢買就行了。」李良維道：「而且我這幾天來爬山找朋友，健保卡也忘記帶出門。」

「好吧，那我就開給你……」我說：「不過服完藥如果依舊持續胃痛，大概還是得作個胃鏡檢查會比較放心。」偶爾還是會遇到胃癌造成的胃痛，不可不慎。

「OK！好的！謝謝您！」李良維一口答應：「我在外面等。謝謝您喔！」

我在電腦上鍵入醫囑。臨出門時，李良維停下腳步問：「醫生，你能不能順便開些『為骨硬』給我？」拜電視廣告之賜，這是時下相當流行的藥物，伯伯嬸嬸們總喜歡吃「為骨硬」來顧關節，勇筋骨，更常常被刻意塑造為不可多得的「孝親聖品」，因此出國旅遊便是大罐小罐的提回來，送禮自用兩相宜，有吃有保庇。

「你要吃『為骨硬』？」我不禁露出疑惑眼神，因為這通常是上了年紀的人才有的需求。

「對呀，因為我天天慢跑、上健身房，又常爬山，兩個膝關節消耗較快，天氣變化常會痠疼，所以還是要保養保養。」李良維道。

「為骨硬」在多數醫師的看法裡，屬於安慰劑的成分較大。安慰劑指的便是實際效果有限，吃了卻讓心理感覺良好。

「可是，這個藥……」我再度面有難色。「為骨硬」藥價更高，健保也有更嚴格的規範。

李良維相當理解這個狀況，一點兒也沒讓醫師為難，再次乾脆地講：「醫生，沒關係，我自費買就行了。而且，因為市面上的假藥很多，我想說在醫院買會比較有保障。」「為骨硬」這類商品有很多，的確是在藥妝店相當暢銷的品項。

我點點頭，「欸，那稍等一下，我開給你。」

「需要幫你約回診嗎？」我問。

「嗯，應該不用，等藥吃完再回來。」李良維客氣地講，離去時還不忘向馨慧道謝：「護士小姐，謝謝你喔！」

平凡順利的看診過程，通常不會留下什麼深刻的印象。要不是有人善意提醒，都過了兩三個月想要去回憶還真的會有點兒吃力……

※

這天，我來到病歷室寫寫作業。負責申報作業的湘怡瞧見了，連忙抱了個牛皮紙袋過來。

「劉醫師，這是健保核刪回來的案件，麻煩您寫一下申復。」湘怡有禮地道。

「喔，好。」我接過紙袋。

「劉醫師，這次好像刪很多耶……」湘怡小小聲講。

「哦？是什麼案子？」

抽出核刪的資料，只見到送審的病歷上給重重地劃上兩道紅線。

~~「舒潰樂」1# po, qd（一天一次）X 28天~~

旁邊的小字加註：未檢附胃鏡報告，不符合使用規範。

~~「為骨硬」1# po, tid（一天三次）X 28天~~

旁邊的小字加註：不符合使用適應症。

我一整個大驚，連忙看看病歷紀錄，道：「等等等等……這病人不是自費身分？又沒用健保，怎麼還會被核刪？搞錯了吧！」

湘怡道：「劉醫師，我剛剛查過，他是用自費的身分看診……」

「對呀！我沒記錯嘛！怎、怎麼還會變成這樣？」

「不過，這個病人隔天就拿健保卡回來櫃檯補卡，改回健保身分就醫，辦理退費手續了……」

我睜大眼珠子，下巴都快脫臼了，胸口像給人拿大鎚子狠狠砸了似的，呆愣愣地傻了。

良久，我氣若游絲地問：「那核刪起來……到底有多少？」

「『舒潰樂』一顆三十五元，共二十八顆，『為骨硬』一顆十三元，一天三顆，共八十四顆……」湘怡囁囁嚅嚅道：「九百八十元加上一千零九十二元，一共兩千零七十二元……」兩千多元呀，只有這樣嗎？當然不止！

「那放大核刪的倍率是多少？」我問。「放大核刪」便是殺一儆百的意思。

湘怡道：「這一回是……八十八倍……」

我倒吸一口氣，說不出話來。兩千零七十二乘上八十八倍，也就是總共會被核刪十八萬兩千多元。

「這太離譜了，太誇張了！這、這、這根本就是詐騙！」我的口中喃喃唸著。

「劉醫師，你……寫完申復，我再過來拿……」湘怡輕聲地道。

「這……這沒辦法寫啊！這……這是要怎麼寫？」

「你可以照實寫啊……」

「唉……你別鬧了，理由上寫說被詐騙，誰會理你啊？」我搖搖頭，道：「電話拿來，我要問個清楚！」

沒等湘怡阻止，我已經翻開病歷找到了電話，用力按著號碼。

「嘟……嘟……」電話響著，我的腦子裡還沒拿定主意，該從何說起。

「嘟……嘟……嘟……」沒人接聽。

許久，終於有人應答：「喂！」一位中年婦人的口音。

「你好，請問李良維先生在不在？」我問。

「誰？找誰啊？」婦人問。

「李良維先生。」

「李什麼？」

「李、良、維先生」我一個字一個字講。

「林偉？沒這個人啦！」

我試著讓口齒清晰，又唸了一回：「請問李、良、維先生在不在？」

「這裡姓楊，沒這個人啦！」

「抱歉，我們這裡是醫院，因為李先生在病歷上留這支電話……」

「囂ㄟ！」婦人咒罵完便「叩！」一聲重重掛掉了電話。

「怎麼？」湘怡問。

「沒這個人。」我垂頭喪氣，像是再度給扔進臭溝的落水狗。

「電話是錯的？」湘怡不解，道：「才三個多月而已，怎麼電話就改了，這麼巧啊？」

「電話不是錯的，是假的！」事情走到這一步，明擺了便是場機心奸巧的騙局，實在很難說服人相信這是如「筆誤」、「記錯號碼」般單純的美麗意外。

「你們想辦法去查查吧，看能不能找到這位『李良維』先生。不然就只好認命地當作是被搶、遭小偷，或是在行善、當義工了……」我無奈地道，心裡不由得開始懷疑，這位李先生到底存在不存在？

※

也不知誰人如此神通廣大，竟然能調查出李良維的真實號碼，也撥了電話過去詢問。究竟李良維說了些什麼，我不得而知。

後來，還是好說歹說才逼著湘怡透露的。

「那位李先生接到電話，就凶巴巴地說：『你們醫院的醫生有夠沒良心，一直推銷說這些自費的藥比較好，比較有效。哼！明明健保統統都有給付！還這樣欺騙社會大眾！』」湘怡道：「他分明便是惱羞成怒，居然還恐嚇說：『這次就不追究，放你們醫院一馬，下次再這樣就全部爆出來讓你們好看！』」原來新聞畫面旁不斷反覆的「爆料專線」，便是給這般的用法，維護所謂的「公理正義」。

院務會議裡，記得長官還刻意加重語調地重申：「最近有接到民眾反映，請各位醫師要特別注意，開藥時務必符合醫學常規及各項給付規定……如有違反相關規定，將會核扣個人薪資……」雖沒指名道姓，但坐在一旁的我是誠惶誠恐，如坐針氈。

難以置信的是，一個事件的真相可以如此的單純，但在人為的包裝操弄之後，竟可以呈現出如此的扭曲醜陋，如此的讓人百口莫辯。

經歷過這些「善意」的提醒，相信再過個二、三十年，肯定都會牢牢記得這回事件。刻骨銘心，滴滴血淚……

9 ／抉擇

不同的術式，不同的儀器，不同的藥方子，其實都像是梨子、蘋果、大西瓜，往往是各有各的甜，又各有各的好……

熱鬧忙碌的急診室裡，邱醫師正在推床邊忙著看病人，他是外科第二年住院醫師，相當認真上進的好學弟，上刀用心，也讀了許多書，裝著一肚子學問。瞧見邱醫師正認真觸診，問著病史，胸有成竹貌，我也就先不打擾，隔著幾步翻著病歷，仔細聆聽。

「王先生，依你目前的症狀表現，很有可能是急性膽囊炎發作。所以，待會兒會幫你抽血，驗白血球、發炎指數、肝功能、黃疸指數，包括直接型和間接型的黃疸指數。另外，因為你有可能會需要接受手術，所以還會幫你驗凝血功能、凝血酶原時問。」

推床上的王先生躺著，左手掌按在右上腹，似懂非懂地聽著。

邱醫師收起聽診器，鉅細靡遺地繼續說道：「接下來，還要安排腹部超音波，看看有沒有膽結石、膽管結石，和膽囊發炎的狀況。如果有需要，還會再幫你安排腹部電腦斷層掃描。作電腦斷層可以打顯影劑，診斷會比較清楚。顯影劑又有兩種，一種健保會給付，一種是非離子性顯影劑（non-ionic）需要自費。到時候再看你要選擇哪一種。」

王先生稍稍蹙起眉額，邊聽邊點著頭。

「等抽血及影像檢查都有結果後，如果需要手術，你可以選擇『開腹式膽囊切除』，或『腹腔鏡膽囊切除』。腹腔鏡就是在肚皮上打幾個小洞來作手術，如果狀況許可，通常會建議先用腹腔鏡來作膽囊切除，不過如果發炎厲害，沾黏較嚴重，為了安全，還是會採用開腹來完成手術。」邱醫師仔細解釋著手術過程，邊用手比劃：「在本院的腹腔鏡膽囊切除還可以選擇『充氣式腹腔鏡』，或『非充氣式腹腔鏡』。充氣式腹腔鏡會將氣體灌入腹腔，像吹氣球一樣把腹壁撐起來，壓力大概是在十二至十五毫米汞柱左右。而非充氣式腹腔鏡是藉由特殊的器械，將腹壁懸吊，提供足夠的操作視野，來作膽囊切除。」

聽完這許多解釋，王先生顯然已經頭昏腦脹，眼神透著迷惑。好幾回的欲言又止，想問卻又不知從何說起。

「沒關係，你不用急著回答，可以先考慮一下，待會兒再作決定。」邱醫師頓了一頓，又繼續說：「作手術的時候，可以用『電燒』，也可以用『超音波諧波刀』來作組織的分離。而在進行血管結紮時，可以用金屬材質的血管夾，也有塑膠材質的血管夾。接著要取出檢體時，有兩種不同的檢體袋，或者，也可以直接取出。最後，置放引流管方面，有『負壓式引流管』和『開放式引流管』兩種。一般我們會使用『負壓式引流管』，而這種引流管又有十號和五號兩種尺寸，差別是在管徑的大小，也各有優缺點……」

聽邱醫師這麼冗長地解說詢問著，我不由得想起了不久前的一回遭遇，那是個優閒的美麗假日，傍晚時分帶著親愛的老婆，來到公園旁小巷弄裡頭別緻的西餐廳。才推開門，衣著素雅整齊，笑容可掬的服務生親切地靠過來招呼。

「先生，請問幾位？」

我用指頭比了個二。

「先生，請問您要用餐還是喝茶？」

「用餐。」

「先生，請問您要靠窗、靠牆還是靠水池的座位？」

「呃……」環顧四方，我指了指窗邊：「那邊好了。」

「先生，請問您要方桌還是圓桌？」

「嗯，圓桌好了。」

服務生帶領我們來到桌邊，幫忙拉開椅子，文謅謅地開始介紹：「先生，這是特別訂製，符合人體工學的柚木椅，如果您不習慣，我們也可以幫您換上鬆軟一點的沙發椅。」

「沒關係，這個就可以了。」我不想麻煩，揮揮手，坐了下來。

「先生，請問您要酒杯還是水杯？」服務生指著桌上的玻璃杯問。

「水杯，謝謝。」

「先生，請問您要溫開水、檸檬水，還是千年的冰川礦泉水？」

「呃，檸檬水。」我答。

待他姿態優雅，慢條斯理地去取了水壺，倒好兩杯水後，才拿起本子問：「先生，請問您要套餐，還是單點？」

稍稍衡量了肚子飢餓的感覺，我回答道：「套餐好了。」

「好的。」服務生終於遞過了菜單，道：「先生，這是為您準備的菜色。請問您要牛排、豬排、雞排、羊排、明蝦，還是鱈魚排？」

既然胃口還不錯，便選了牛排。

「先生，那請問您今天要選用美國牛、澳洲牛，還是上等的小黃牛？」

我不禁在心裡嘀咕，天曉得哪一國的牛肉好吃？我蹙起眉頭，只好隨便挑了：

「欸，澳洲牛好了。」

「先生，那請問您要丁骨、菲力、沙朗、肋眼，還是牛小排？」服務生像繞口令似的又念了一串。

「嗯……」我沉吟了好一會兒，「這個肋、肋眼好了。」心裡猜想：肋眼吃起來可能跟排骨比較像吧？

「好的。」服務生點點頭，又道：「那請問您要三分、五分、七分還是九分熟？五分熟的肉質最嫩，不過上頭會帶有一點兒血色。九分熟的肉會比較老，我們也比較不建議。」

問到這裡，我只感覺飢腸轆轆，不願被血腥畫面壞了胃口，忙道：「那七分，七分好了！」

「沒問題！」服務生作完記錄，又問：「那請問您要配上黑胡椒醬、蘑菇醬、白尼斯，還是主廚特調風味醬汁？」

拜託，我在肚子裡咒罵著，什麼「白尼斯」，什麼特調醬汁，誰曉得那是什麼東西。隨便又挑了一個：「蘑菇醬好了。」

「好的。本店的蘑菇醬是用新鮮採集的蘑菇慢火熬煮而成，口感滑順爽口。」服務生不忘仔細介紹著。

我心想，「點菜大作戰」應該告一段落了，終於鬆了口氣。

豈料，服務生抬起頭，繼續又問：「先生，請問您要搭配哪一樣開胃菜？有鵝肝醬煎鮮貝、魚子醬烤大蝦、煙熏鮭魚、焗烤嫩蝸牛。」順口溜般，洋洋灑灑又是一大串用奇怪動物作成的奇異料理。

「就，鮭魚好了。」我意興闌珊地選完開胃菜。

服務生沒察覺到我的不耐，依然興高采烈講著：「接下來還有沙拉，我們店裡的沙拉可是非常有名的。有凱薩沙拉、田園沙拉、番茄起司盤、蔬菜棒沙拉，可以搭配各式不同的醬料，有法式千島沙拉醬、蜂蜜芥末凱薩醬、橘子優格沙拉醬，清爽又養生呢！我們店裡的蜂蜜芥末凱薩醬最受歡迎，是主廚特別用……」

我揮揮手，打斷了他即將一發不可收拾的長篇大論，道：「給我田園沙拉就行了！」

服務生點點頭，依然笑容可掬，道：「那先生要不要試試蜂蜜芥末凱薩醬呢？」

「都行，都行！」點了這麼久的菜，我實在又累又餓，忍不住抱怨語氣，問：「這樣應該點完了，可以開動了吧？」

「噢，先生，待會兒會先給您上開胃酒。」他指了指桌上一個較小號的玻璃杯。

我甚是無奈，摸了摸早就餓壞的肚皮，這哪裡還需要啥勞什子的開胃酒？

「嗯，湯呢？您要選什麼湯呢？我們今天準備有海鮮湯、牛尾清湯、美式蛤蜊巧達湯、意式蔬菜湯、俄式羅宋湯、法式蔥頭湯，還有德式香腸湯……」他伶牙俐齒的咬字，已經很明顯地帶有刻意賣弄的意味兒。

糊裡糊塗地又聽他背誦一大串甜點和餐後飲品，在飢腸轆轆之餘，免不了懷念起巷口那日光燈下熱氣蒸騰的小吃攤，只要走進去拉張板凳坐，再朝裡頭喊個兩聲：「老闆！水餃十顆，苦瓜排骨湯一碗，再切盤豆乾來！」

呼！多過癮！多暢快啊！

※

醫療的龐雜繁瑣較之於西餐菜色，絕對是有過之而無不及。該解說到什麼地步，該提供什麼選擇，實是漫漫無邊的一門大學問。不同的術式，不同的儀器，不同的藥方子，其實都像是梨子、蘋果、大西瓜，往往是各有各的甜，又各有各的好。隨著年紀、體質、病程、身體狀況的不同，都得因人、因時、因地制宜，沒有絕對的標準答案。而在治療的觀念及準則上，又有太多的昨是今非。

太多時候，連醫師在自己得面臨治療的決定時，都還會輾轉反覆，舉棋不定，遑論是猝然聽聞，而面臨抉擇的病患。許多人站在便利商店的冰箱門前，連選擇紅茶、綠茶、還是烏龍茶，都得躊躇、猶豫、踱步好大半天，更何況是關乎性命，卻又從來不曾聽聞的病名，及外星語言般，拗口饒舌的醫學術語。

偶爾會遇見一些個充滿毅力，想要打破砂鍋，追根究柢的認真寶寶，但常常會像是纏繞困入蜘蛛網一般，越問越不懂，越說越糊塗……

因為曾經親身體驗過「點菜闖關大作戰」，對王先生當下的遭遇是感同身受，深表同情。或許，躺在推床上的王先生，最想說的是：「嘿！要開不開，痛痛快快來一刀也就是了！囉哩八唆問這一大堆，幹啥!?」

10／醫院超市

「適度」的選擇對我們或許有利，但是，「過多」的選擇對我們肯定有害……

每當我們走進超級市場，總會見到一排又一排似乎無止無盡的貨架，可能會看到三十種醬油、五十種茶飲，和數百種款式的衣服。在我們熟悉的世界裡，大家所面臨的不再是找不到東西可買，而是一整個選擇大爆炸。值得我們注意的是，不只在百貨公司裡有「選擇大爆炸」的狀況，連醫學也進入了「選擇大爆炸」的年代。

近年來，「醫院超市化」的狀況越來越明顯，眾醫院莫不卯足了勁兒印製精美的門診表，上頭洋洋灑灑列出五花八門的專科，還有許多醫師的學歷、經歷、專長和大頭照。全彩印刷的門診表精美程度和大賣場的促銷目錄不相上下。

直覺裡，我們會覺得如果擁有越多的選擇，我們就會能夠越幸福、越開心，但是，真相似乎並非如此。

當選擇太多的時候，會發生什麼樣的事情呢？

首先，面對無數選項的我們得花上大量的時間和精力來獲取並消化各項繁複的資訊，並嘗試分辨其中（可能微小到不行）的差異。想要買車的時候，我們可能會為了汽油引擎、柴油引擎、四汽缸、六汽缸、直列汽缸，或V形汽缸而猶豫不決。如果想要深入了解每一個環節，那就得花費許多的精力。想要看醫生的時候，我們得先在眾多醫學中心、區域醫院或地區醫院中挑選一家，然後又要在讓人眼花撩亂的「醫師目錄」替自己挑一個醫師。只要曾經親身體驗，就會瞭解這絕對是件惱人的苦差事。

接著，當有這麼多選擇的時候，我們的期待就大為提高。因為有大量的選擇，使我們會覺得自己一定能夠在眾多選擇中找到最棒的。你的老婆、女友，或是妳自己可能會為了找件最美、最搭、最上相的衣服，而在百貨公司裡走過一個又一個的專櫃，試穿過一件又一件的衣服，卻遲遲無法下決定。剛開始，這種類似尋寶的過程或許很新鮮，也還稱得上有趣，不過在幾個小時之後，就會變成累人的折磨。經歷了千辛萬苦，就算挑到了幾件還算中意的衣服，但是在心裡卻總還是覺得後面一定會有「更好的」、「更美的」、「更划算的」。而妳的老公、男友、或是你自己，可能會露出百般無奈的臭臉，或者根本已經翻臉走人。

我們也都曾經為了想要挑個醫師掛號，而四處詢問左鄰右舍、三姑六婆的意見，更可能在「茫茫網海」裡搜尋相關資訊，但是在看過氾濫龐雜的內容之後，依舊摸不著頭緒。

因此，明明有這麼多選擇，最後的結果卻往往不盡如人意，甚至我們會開始後悔自己為何做出了這樣的抉擇。像是「早知道就去找某某醫師……」「早知道就去某某醫院……」這類懊惱的言語非常普遍。

當選擇越來越多，我們卻往往越來越不滿意，這是如此弔詭但我們必須面對的真相。

原因在於，我們腦袋瓜裡永遠存著一個想像的完美境界，當每一次做出選擇時，都會試圖要去實現腦海裡的完美境界，彷彿這樣就能達到貼近幸福快樂的境界。

我們想要從三、四十瓶醬油裡選擇出最好的醬油，來調製最美味的菜餚；從五十種瓶裝水裡挑出最有益身心、最純淨又最便宜的水；從無數的新屋、舊房、公寓或透天厝中，找到可以增值、保值、學區好、交通便利的住宅。我們也都期待找到最好的醫院，最好的醫生，最好的藥物，接受最好的治療。我們試圖透過仔細的挑選，來打造自己心中的完美生活。

可是，「選擇大爆炸」不但會先讓人陷入舉棋不定的漩渦，隨之而來的便是患得患失的煎熬。

選項過多所造成的困擾，常是源自於我們無法分辨出「眾多選項」之間的差異，所以，別費心思煩惱了，就把這「無盡的」選項看成是「一個」選項，選哪一個其實都沒差。

「適度」的選擇對我們或許有利，但是，「過多」的選擇對我們肯定有害。

面對「選擇大爆炸」的環境，我們需要認清楚自己想要的是什麼，選擇自己所愛，也愛自己所選。如果看不出這些選擇的差異，就別再費心要分出彼此間的勝負。千萬不要將自己圍困、迷失在無窮無盡的選項之中患得患失。

上館子點菜是如此，上醫院掛號亦是如此。

PART4
紛紛擾擾

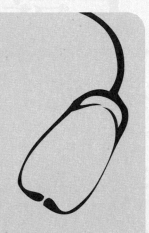

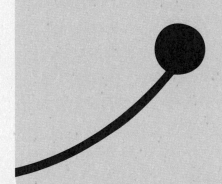

1／搶救一口氣

他認為我們打亂了他們的安排，這樣不但會損及老先生的陰德，還會破壞家族往後的運勢……

打從實習醫師開始，便時常需要留在醫院裡值班。擔任總醫師的時候，還得帶著學弟妹到各個病房巡查，留意一些狀況不穩定的病患。

有天夜裡，我正在辦公室裡準備晨會要用的資料，值病房的李醫師神情疲憊地走了進來。他坐下來之後喘了幾口氣，我才注意到他滿身是汗，背後整個都濕透了。

「呦！你去跑操場呀？怎麼會流汗流成這樣？」

「沒啦，剛剛在CPCR（心肺腦復甦術），」李醫師隨手拿起桌上的講義搧著風，「呼……心臟按摩實在很累啊！」

他講得輕鬆，我可是心頭大驚，「啥？哪一床CPCR？我怎麼不曉得！」

「就住在單人房那個老先生。」那是一位肝癌末期的患者，已經反覆住院好多回。

「他!?」我有點疑惑，「他的家人不是都已經曉得狀況很差，也都準備好後事了，幹嘛還要CPCR？」

「剛剛主護通知我，說老先生心跳突然停止了，我就打電話告訴家屬。」

李醫師無奈地說：「結果，他的兒子非常生氣！」

「生氣什麼？不是早就知道老先生會在這幾天過世了嗎？」

「他說，先前已經有交代，要讓老先生留一口氣回家，怎麼可以等到心跳停止才通知他。」

「這……心跳停止又不是我們可以控制，也不是我們可以預測的呀……」

「他兒子大怒，完全不聽解釋。」李醫師聳聳肩，「他認為我們打亂了他們的安排，這樣不但會損及老先生的陰德，還會破壞家族往後的運勢。」

「迫於情勢，我只好受命去『搶救病人』……」李醫師道：「因為這種理由

CPCR實在很莫名其妙，所以也就沒有通知學長……」

聽到這些前因後果，的確讓我傻了眼。

「後來，竟然真的把心跳救了回來。但是，他們經過好久才趕到醫院，我可是努力撐了很久，才能維持老先生的心跳。」從濕透的值班服，完全可以感受到他的努力。

「我們打了強心劑，做了心臟按摩，好不容易恢復心跳，讓老先生受一堆苦，只為了讓他可以在家裡斷氣，這實在是太弔詭了。」李醫師搖搖頭：「老先生如果死後有靈，恐怕氣都氣壞了，還談什麼保庇？」

2／妙手回春，春回不回？

世界在轉，時代在變，變得更複雜，也更詭譎。曾幾何時「塞翁失馬，焉知非福」，竟然也有了全新的、迥然不同的詮釋……

窗子外頭熱鬧響著煙火，絢麗繽紛，街道上滿是年味的喜慶喧囂。

「唉，過完這個年，就要邁進四十歲了！」站在穿衣鏡前的薛寶貴心裡忿忿想著，「四十」這是一個多麼令女人厭惡的數字。雖然歲月早已在身上留下許多淡淡淺淺的痕跡，但這些都是可以刻意地被遮蓋、被忽略的；不過「數字」可就沒辦法被輕易地忽視，「數字」總像個停不下來的時鐘，「滴、答、滴、答」往前走著。「二十」字頭的年華，可有多美好，那是青春無敵的歲月；「三十」開頭的歲數，勉強還可以接受；「四十」，實在教人無法忍受。

薛寶貴二十二歲嫁到徐家，一直過著衣食無虞，還算優渥的生活。丈夫徐長明在家裡排行老大，接手服飾批發的家族事業也已經十多年。在香港、上海都有公司，一年到頭奔波忙碌。過去，薛寶貴的生活重心都在一對兒女身上，課業、才藝、升學，轉個眼兒孩子也都長大了。空閒的時間多了，薛寶貴又漸漸在意起身上那一絲一點歲月的痕跡。

在心底打定了主意後，便和朋友左右打聽，終於挑定了一家整形外科診所。聽說宋醫師性子溫和，手藝精巧，風評口碑都非常好。

這天上午，薛寶貴坐在明亮舒適的診間裡，說明來意：「我要隆乳、瘦臉、抽脂、除皺、去眼袋、割雙眼皮。」

「哦，這麼多啊！要一次做完？」

「對！醫生，錢不是問題。」薛寶貴肯定地點點頭，早已下定決心要用金錢來買回她的青春容顏，「這傷口癒合大概要多少時間？」

「這幾項手術的範圍差別挺大，所以恢復期也就不大一樣。」宋醫師仔細地解釋說明。

「一個半月夠不夠？」薛寶貴問：「因為，我先生這回要去上海一個半月，所以希望能在這段時間完成。」

「一個半月，傷口應該癒合，手術部位也差不多都消腫了。」宋醫師點點頭。

薛寶貴很滿意這樣的答覆，心裡充滿期待，對於宋醫師認真比劃說明的手術計畫、風險、併發症可沒興趣多聽，幾乎是迫不及待地簽下手術同意書。

從小到大也就這麼一回能讓薛寶貴願意乖乖配合醫師的指示，換藥、照顧傷口、按摩復健，她可是都按部就班，面面俱到，毫不馬虎。關於術後的疼痛不適，不太能忍痛的她更是完全沒有抱怨。隨著時間過去，手術部位的腫脹瘀青也逐漸消退。薛寶貴滿心歡喜，每一個早晨起床，都迫不及待地來到鏡子前左看看、右瞧瞧，注視著彷彿漸漸回春的面容。

※

晚餐過後，薛寶貴穿上了新購入的性感睡衣，撩起蕾絲薄紗，在鏡子前擺姿勢左右端詳，看著看著不禁露出滿意的笑容。內衣也是全新的，一口氣升等了兩個罩杯。

在刻意安排，浪漫昏黃的燈光下，徐長明盯著她瞧，幾乎是目不轉睛。雖然已經幾十年的夫妻，薛寶貴還是給瞧得羞了，低下頭，心裡暗自欣喜，那是許久不曾出現的悸動。

徐長明上身靠了過來，用兩隻手輕輕捧著臉頰，抬起她的頭來。薛寶貴揚起睫毛觸到目光，發現徐長明正凝視著她的雙眸，不禁身子一震，雙頰緋紅。薛寶貴萬萬沒想到，動了這些個手術，竟是有如此大的效用，能讓老公這般神魂顛倒，那幾乎是當年新婚之時才有的熱情。薛寶貴不禁深深地感謝醫師的好手藝，這才當真是名副其實的妙手回「春」，「春」色無邊呀。

徐長明細細地端詳，良久，輕輕顫了嘴唇，似乎欲言又止。

薛寶貴垂下頭，「嗯，喜歡嗎？」

徐長明沒作聲，只是盯著瞧。

「就當作是我送你的生日禮物！」薛寶貴說著，把頭埋在先生的胸膛。

徐長明又一回捧起了老婆的頭，瞧得是目不轉瞬。

「嗯，討厭！不要這樣看人家嘛……」薛寶貴嗲道，那一份嬌羞，時光彷彿又回到了洞房花燭夜。

徐長明微微側著頭，露出笑容，終於說話了：「喂，你的眼睛怎麼變得那麼奇怪!?是不是生了什麼病，還是保養品過期壞掉了呀?」

像是給澆上冷水的炙熱火紅鐵塊，「嘶……嘶……」一陣亂響，薛寶貴氣得頭頂上幾乎都要衝出白煙。

※

「醫生，我要恢復原狀!」診所才剛開門，薛寶貴就闖進了診間。

「恢復……原狀?」宋醫師一時沒弄明白她的來意。

「對!恢、復、原、狀!」薛寶貴斬釘截鐵地道。

「這樣……不好嗎?」宋醫師湊近了點兒看：「你傷口恢復得很好呀，而且幾乎都看不到疤痕耶。」

「我就是要恢復原狀!」薛寶貴手臂抱著胸，鐵著一張臉，氣呼呼地說：「因為我先生不喜歡，說我這樣看起來很怪!」

「這個沒辦法復原啊……」

「為什麼沒辦法!?」

宋醫師攤了攤手，莫可奈何，「這個……這個就像盲腸一樣啊，割掉以後，哪裡還有可能裝回去?」

「裝不回去，你也要負責恢復原狀!」

「恢復原狀?」宋醫師苦笑著：「薛小姐，這麼多年來只有人來找我『割眼袋』，還沒有人找我『隆眼袋』耶。」

「我不管，你動的手術，你就要負責!」

「小姐，當初會動這些手術也是按照你的意願耶……」

「當初!說什麼當初!當初你又沒有跟我說動這個手術以後不能復原!」薛寶貴理直氣壯地說：「沒叫你退錢已經很客氣了，竟然還告訴我不能恢復原狀!」

「動手術本來就是這樣啊，怎麼可能像改衣服一樣，一下子改過去，一下子又改回來。」

「哼!不能恢復原狀，你就等著瞧!」薛寶貴咬牙撂下狠話，新成形深邃的雙眼皮讓面容更顯得猙獰。

※

宋醫師一仰頭，「咕咚！」喝乾了罐子裡的啤酒。

「然後咧!?」夾了塊豆乾塞進嘴裡，我接著問，一邊在腦海裡拼湊著那個中年婦人青春夢碎的淒涼故事。

「沒多久，傳票就來啦。」搖搖頭，宋醫師嘆了口氣道：「唉……連手術成功都還要上法院耶……這還真不知道是什麼道理。」

「那一年半的時間，為了這個案子，上法院、找資料，實在是被搞得烏煙瘴氣、焦頭爛額。我才曉得，為一件『錯』的事情辯護，很困難；而要為一件『沒錯』的事情辯護，竟是加倍的困難。『割眼袋之後不能恢復原狀』這根本是理所當然的常識，但是當陷在重重法條裡時，就會像繞口令似的大玩文字遊戲，好像掉進迷宮裡似的，轉到七葷八素、昏頭轉向。」

「她的先生咧？」我問：「就是因為他的一句話不喜歡，把大家搞得這樣天翻地覆，難道他都沒有出面啊？」

「沒呀。這整個事件他根本連理都不想理，反正就派了個公司的律師任老婆差遣。讓老婆有事可以忙，他不但是樂得耳根清淨，而且更能安心地在上海跟二奶廝混呀。」

「啥？」

「嘿嘿，很荒謬吧。怎麼都想不到，遠在千里之外的二奶小姐，原來才是整個事件的根源啊。」宋醫師苦笑著。

「怎麼說？」

「因為不管如何整形，都是遠遠地比不上青春二奶她豐滿無敵的真實肉體啊。這也怪不得先生見到老婆的新樣貌時，絲毫不覺得『美麗』，而是嫌她『怪異』呀。」

聽到這樣令人啼笑皆非，卻又環環相扣的故事，在座眾人都捧腹絕倒，算是開了眼界。

「學長，你怎麼知道她先生有二奶呀？」有人忍不住提問。

「因為，那位律師後來就沒繼續對付我，案子也給撤掉了。因為光是離婚、分財產、付贍養費的問題就夠他忙了。」

「哇！想告就告，說撤就撤，會不會也太隨便了，根本是在捉弄人嘛！」

宋醫師聳了聳肩，無奈一笑。

「既然老公跟小三跑了，她應該就不會繼續在意眼袋這回事了吧。」我說。

「當然，都已經變成前夫了，講的話當然就一點兒都不重要啦。」宋醫師把玩著手裡的空酒瓶，道：「而且，聽說離婚後沒多久，她就順利找到第二春了。」

「哇嗚！學長，這一定是你的功勞！她根本應該要來感謝你『妙手回春』嘛！」

世界在轉，時代在變，變得更複雜，也更詭譎。曾幾何時「塞翁失馬，焉知非福」，竟然也有了全新的、迥然不同的詮釋。

幾經折騰，這事件總算是告一段落。這樣的結局究竟是好？還是不好？讓人實在也說不上來。私底下，我們喜歡開開宋醫師玩笑，說他診間裡高高懸掛的匾額要改上一改，只要在旁邊再加上一塊匾額就成了，連串起來恰好是「妙手回春，春回不回？」

3 ／醫師，謝謝你！

在鬧哄哄的會議室裡，眾人紛紛表達意見，沒有人搞得清楚這是「人命」的價格？「公道」的價格？還是「貪婪」的價格？

這天上午，科裡的氣氛很不尋常，會議室裡雖然空空蕩蕩，卻是烏雲密布、風雨欲來。

準時十點到，一批人眾紛紛就座，男男女女都有，面容凝重。雖然坐滿了人，但是這場會議的兩個主角都沒有到場，其中一位是七十多歲的王老先生，因為肝癌接受手術，不幸於上個月底過世。另一位主角是邱醫師，大我五屆的學長，學養豐富，精於肝膽方面的手術，年紀輕輕就已經有能力執行肝臟移植，是不可多得的人才。

只要看到這種陣仗，大概都猜得

到是怎麼回事。王老先生接受肝臟腫瘤切除，手術還算順利，但是術後因為體力虛弱，咳嗽排痰的能力差，積多了痰所以併發肺炎，隨之洶湧而來的敗血症便奪去了他的性命。

「阮阿爸好好一個人走進來，卻是扛著回去，你們醫院要怎麼負責？」帶頭發言的中年男子是王老先生的大兒子，單刀直入地質問，說話很不客氣。

「王先生，令尊的過世大家都很遺憾。」主持會議的科主任委婉地稍作說明，「肝癌本來就是相當危險的大手術，令尊的手術很成功，只是因為……」

「很成功？那怎麼會死人？」大兒子態度很強硬，「我們今天來這麼多人，不是要來聽這些藉口，我們要的是真相！真相！」

「王先生，雖然死亡讓人很難接受，但這就是真相。」科主任不卑不亢地講：「肝癌手術的難度很高，併發症也很多，尤其是在老年人，術後常常會有肺炎、肺積水……」才講沒幾句話，又被無禮地打斷。

「呸！不用在那裡說這些啦！阮阿兄他過去的身體有夠好，年歲這麼大都還可以下田、可以爬山，會出事情當然就是你們不對！」王老先生的二弟拍桌站起身來，讓氣氛一瞬間便升到高點。

「王先生不要激動，您先請坐，大家好好談……」

「談什麼談!?死就是死了，你想談就去跟棺材談！要不要我回去扛過來跟你好好談!?」又有一位男子暴起發言，「現在看你們要怎樣，沒有給我們一個滿意的交代，大家就準備法院見！」他可是直接挑明了要賠償金。

科主任沒有動怒，維持平和的語氣問：「那，你們希望的數字是……」

因為問得太直接，眾人也是一愣，看了看彼此。

大兒子稍稍遲疑，道：「八、八百萬！」看樣子並沒有事先討論過金額。

才剛說完，王老先生的二弟立刻便拉高價碼：「一千五！至少也要一千五百萬！」

語畢，場面頓時起了騷動，「兩千五啦！一條人命，這樣還算便宜你們咧！」

「沒有三千萬，都免談啦！」

本來嚴肅的會議室裡忽然便像是場荒謬的拍賣喊價，有人點頭稱是，有人蹙眉思索，也有人躍躍欲試。

※

走廊的另一頭，我陪著邱醫師等在附近的辦公室裡。因為這個案子，幾個禮拜來他已經是焦頭爛額，神情相當疲憊。為了這場協調會，本來安排好的手術也全部都取消了。眉頭深鎖的邱醫師頻頻張望、坐立難安，平時自信的神情早就沒了蹤影。見到會議室的大門緊閉，不知要到何時才會結束，邱醫師負著雙手踱步往洗手間去。

洗手間裡，有個男子正伏在洗手台沖水。當他抹去臉上的水珠抬起頭來，恰好和邱醫師打了照面。

「欸，邱醫師……」男子的表情有些尷尬。

邱醫師淡淡地問：「王先生，你怎麼沒進去開會？」他是王老先生其中一個兒子。

「邱醫師，真的是很抱歉，」男子在身上把手抹乾，「其實我非常感謝你，你照顧阮阿爸這段時間真正是非常用心。」

男子用力握住邱醫師的手：「阿爸有特別交代，要我們好好感謝你。」

聽他這麼一說，邱醫師可全都給搞糊塗了，怔怔說不出話來。

「唉……阿爸和我住很多年了，從頭到尾都是我在照顧。」他的確是住院期間邱醫師唯一見過的家屬。

「跟你接觸這麼多次，我最了解狀況，我知道你真的很用心。阿爸他自己也曉得這種手術的風險很高，但是肝癌又不能不處理。」男子無奈地說，「偏偏我大哥、二哥他們就是聽不進去。阿爸過世之後，那些叔叔、伯伯又一直鼓吹，說一定要找醫院討公道，唉……」

「邱醫師，真的是非常非常抱歉，我是老么，說的話他們都不聽……不過我是真的真的很感謝你。」男子用力搖晃著醫師的手，反覆訴說著道歉和感謝。

邱醫師回到辦公室，恍恍惚惚地坐在沙發上。一頭正熱烈喊著價碼，一頭卻頻頻道著感謝。知道了真相，卻讓人加倍迷惘。

※

在鬧哄哄的會議室裡，眾人紛紛表達意見，喊出了各種離譜、誇張的價碼。但是，這件案子最終以三十多萬元作結。沒有人搞得清楚這是「人命」的價格?「公道」

的價格？還是「貪婪」的價格？

從日常的言談中便可以曉得，邱醫師的心情顯然沒有因為事情告一段落而改善。那種糾結、衝突，甚至錯亂的情緒，恐怕很難在短時間內被解開、放下來。偏偏，在最需要沉澱淡忘的時候，王老先生的陰影卻再一次的尋他而來。

當邱醫師接到法院的傳票時，既震驚又錯愕。震驚的是，本來以為結束的噩夢再次浮現；錯愕的是，這回他被列為證人而非被告。

好不容易弄清楚事情的原委，這才曉得，原來王老先生的六個兒子對於該筆賠償金的分配方式意見不合。小兒子覺得父親都是自己在照顧，應該有資格分得多一點。但是兄長們可不這麼認為，他們認為住院手術都是因為肝癌，而肝癌屬於重大傷病，因此一個多月的住院過程中根本沒花到什麼錢，所以大家應該平分才對。

小兒子不服氣也就提出告訴，為了證明自己是唯一在醫院照顧父親的人，所以便傳邱醫師來當證人。小兒子認為至少要把這一個多月的時間折算成看護費用，那才是合理公道。

邱醫師出過一次庭，表情木然的他只能用機械式的語調回答問題，或許唯有刻意戴上如面具一般的面容才能藏住心裡的嫌惡。

開庭結束，小兒子追上邱醫師正離開的身影，熱情地握住手，「醫生，謝謝你！你是好人，你真的是很好很好的醫生！」

案子結束了嗎？沒人曉得，但是那片陰影恐怕還會繼續留存。

4／第一賣冰，第二告醫生

這個案子根本荒謬嘛。因為兇手自認是「拿刀子教訓」，只有「傷人」並沒有「殺人」，所以就指控醫師是害死人的兇手。

謝醫師個性活潑，向來都是開朗樂觀，只要有他在的場合總是笑聲連連。這天下午，謝醫師走進辦公室的時候眉頭深鎖，表情垂喪，異常的沉默。他把一個公文封扔在桌上，坐了下來，像只消了氣的皮球。

「怎麼啦？」我抬起頭試探著問。

「又被告了……」謝醫師有氣無力地回答。

「這次……是什麼案子？」

「就是上個月那件兇殺案。」

「哦!?情殺的那一件？」

謝醫師點了點頭，這個兇殺案幾

乎全開刀房都知道，年輕人爭風吃醋，懷疑女友另結新歡，竟下重手砍了十五、六刀。除掉四肢上的刀傷以外，胸部和腹部也都嚴重受創。被緊急送進開刀房時，已經因大量出血休克而陷入昏迷，走道上還留著斑斑血跡。兩組人馬同時打開胸腔和腹腔進行手術，血庫拚命送血，開刀房裡忙得雞飛狗跳。雖然暫時保住性命，但在幾天之後還是因為諸多併發症而回天乏術。

「病人過世沒多久，檢察官的傳票就來了。」謝醫師一臉沮喪，顯然深受打擊。坐在一旁，上法院經驗豐富的廖醫師自我調侃道：「欸，看開一點，我們心臟外科目前的被告率是百分之百，這就是世道啊。」

謝醫師忿忿不平地說：「這個案子根本荒謬嘛。因為兇手自認是『拿刀子教訓』，只有『傷人』並沒有『殺人』，所以就指控醫師是害死人的兇手。」

「更誇張的是，因為兇手已經脫產，所以死者的家屬就轉而向醫師請求民事賠償！」謝醫師越說越生氣：「天底下哪有這種道理？」

廖醫師淡淡一笑，說：「這種做法其實是很有道理的。『致人於死』是非告訴乃論，受理之後檢察官就需要進行偵辦，告訴人不用花錢請律師、不用費神找證據、更不用浪費時間出庭，什麼事都不用做；另外，經由刑事訴訟附帶民事求償還可以免掉裁判費。既省事省力，又不花一毛錢，完全的以逸代勞，何樂而不為呢？」

「更何況，就算處置上完全沒有問題，很多人也都不願被官司糾纏好幾年，最後乾脆花錢消災，和解了事。你想，買彩票還要花錢，告醫生可是『免本萬利』啊！」

設計這個制度的本意絕非如此，但在有心人的煽動與操弄之下，讓訴訟已經不只是個手段，更是一門不折不扣的生意。

看完這故事，卻不知是憂心的人多？還是動心的人多啊？

5 ／ 有病沒病，大有玄機

經過了五、六十年，影像的解析度越來越好，報告卻被迫越寫越模糊，醫學究竟該何去何從？

在醫院裡「照片子」是每個人都有的經驗，當沉重的電動門緩緩闔上，紅色的警示燈亮起，似乎有什麼神奇的魔法正在施展，可以解開人體的奧妙。

西元一八九五年，德國物理學家倫琴（Wilhelm Conrad Röntgen，1845-1923）發現X光可以穿透人體讓底片感光，讓人類開始擁有透視人體的能力。從X光機的雛形到電腦斷層的實現，近一百多年來影像技術的發展讓醫學診斷有長足的進步，不但擷取影像的速度越來越快，解析度也越來越好。

在過去，必須要開膛剖肚才能見到的五臟六腑，如今都能在影像上一目了然。受益於電腦科技的進步，近年來，醫院裡的影像更已進一步的全面電子化，只要動動滑鼠就能夠輕易開啟影像。

診間裡，醫師指著電腦斷層的片子，一邊比劃一邊說明，「這邊是你的肝臟，左葉這裡有顆腫瘤，看起來比較像是良性的血管瘤，可以先追蹤一段時間，目前不建議開刀。」

許先生望著螢幕上的黑白影像，看得目不轉睛，顯得很有興趣，「醫生，這些片子可以拷貝給我嗎？」

「當然沒問題。」

原本擔憂肝臟腫瘤的警報解除，許先生放下了懸在心裡的大石頭，拿著片子和放射科的書面報告開心地離去。

過了兩個禮拜，許先生又出現在診間，手裡的報告紙上標註著密密麻麻的中文翻譯，連音標都有。

「醫生，這是我兒子幫忙查字典翻譯的。」許先生一臉焦慮，道：「這個報告是不是有問題？」

「有什麼問題?」醫師接過報告紙。

許先生指著其中一段描述,「這裡說我的左肺下葉有毛病,說可能是肺炎,可能是結核,可能是類癌,也可能是肺癌。那……我到底是什麼病啊?」

因為腹部電腦斷層會涵蓋部分的肺葉,在影像中他的左肺下葉有些微浸潤的現象,所以負責打報告的放射科醫師就把各種鑑別診斷洋洋灑灑全都列了上去。

「這個報告是不是打錯了啊?」許先生忐忑不安地問。

這樣的報告打錯了嗎?真相難道不是只有一個嗎?

其實,無論影像的解析度再好,終究只是個由灰階漸層構築的影子,所有的「診斷」其實都只能算是「臆測」,必然存在許多的誤差。一般而言,醫師會由臨床的表現及「可能性」的高低,來作出判斷。但是,科技的進展卻讓人們誤解醫學是「精確的」,而要求「保證」,甚至將「診斷的誤差」認定為「診斷的錯誤」而大加撻伐。

在動輒挨告的氛圍下,會出現這種「大滿貫」式的報告也就讓人毫不意外。反正只要把所有可能的鑑別診斷全部條列上去,肯定就會命中對的答案,保證萬無一失。這樣的做法當然「沒有錯」,不過也會造就許多「沒有用」的報告。

經過了五、六十年，影像的解析度越來越好，報告卻被迫越寫越模糊，醫學究竟該何去何從？

6／防禦性醫療是什麼玩意兒？

這些檢查的存在常常不是為了「病患」，而是為了「法官」……

「防禦性醫療」是什麼東西？若非醫療從業人員可能會很難想像，「醫療」跟「防禦」到底要怎麼扯得上關係。

讓咱們先來說兩個最近遭遇的小故事，大夥兒應該就能明瞭什麼是「防禦性醫療」的概念。

一、老王事件

大多數的百貨公司因為蓋在市區，停車場的面積很有限，所以便需要機械式停車設備。沒有停過機械式車位的駕駛，常會需要他人的協助，才能把車塞進狹小的小空間裡。百貨公司為了服務客人，當然會派員在場協助指揮。

有天，老王開著心愛的福斯倒退進車位時擦撞到了隔壁的車。老王勃然大怒，立刻下車臭罵在場協助指揮的工作人員，怪他指揮不好才釀成禍事。可以想見，老王肯定是要百貨公司負責賠償所有的損失。

後來事情如何了結，賠了多少錢，我們無從知曉，但是隔沒幾天，停車場的牆上就貼出一張公告，「停車場之工作人員不負責指揮停車。」

此後，所有的駕駛都得自己想辦法把車安穩地駛入車位，工作人員再也不主動出面協助。想來，這張公告裡肯定還有另一段話沒寫出來，就是「停車過程如有損害，一切責任自負，照價賠償。」

這家百貨公司開業十多年了，就因為「老王事件」，從此改變了停車場規則。

二、張嫂事件

第二個故事是這樣子。

健身房的更衣室裡為了方便客人淋浴後使用，都會準備棉花棒，多年以來一直如此。這天，張嫂沖完澡，吹乾頭髮後，順手拿了支棉花棒掏耳朵。好巧不巧，棉花棒的棉花頭竟然就這麼掉在耳道裡。張嫂慌了，趕緊到醫院去請醫生把棉花頭夾出來。

問題不嚴重，也解決了，但事情卻沒有就此落幕。張嫂回到健身房理論，當然，最重要的是請求賠償。平心而論，張嫂如果想要理論，實在該去找棉花棒的製造商，不過張嫂卻是緊咬著健身房。

「張嫂事件」最後有沒有賠償，又賠了多少，我們都無從知曉。但是，幾天之後，更衣室裡的棉花棒就全部被收掉了，而且是幾十家分店的棉花棒統統收掉。

同樣的，擺了這麼多年的棉花棒，就因為張嫂事件，而徹底的改變了。

這兩個事件其實都稱不上大事，牽扯的金額也都有限。但是在事件發生之後，老闆的決定都很乾脆也很簡單，就是「少做少錯」。

這麼多年來，停車場工作人員指揮停車已不知有幾千幾百次，但是碰到一個老王，吃了虧後乾脆就不再指揮。而健身房裡使用過棉花棒的人更是不計其數，但是既然出了一次張嫂事件，就乾脆全部收掉，省得自找麻煩。

當健身房的客人因為找不到棉花棒而暗暗咒罵張嫂時，可能沒有發現，我們周遭的醫療正陷入一模一樣的困境。

沒有傷亡，且牽涉金額如此有限的「張嫂事件」就能夠讓全部分店的棉花棒消失，那動輒千萬的判決會讓什麼人消失？

為了避免糾紛所豎起的高牆

「防禦性醫療」的道理其實很容易理解，就是避免惹禍上身。在面對訴訟如此頻繁的環境時，醫師便被迫採取「防禦性醫療」。

為了避免陷入訴訟與糾紛，醫師可能有兩種做法，一種是增加許多額外的檢查、額外的照會、額外的給藥或治療；這些醫療行為對患者來說可能很多餘，甚至不必要。因為醫療充滿了許多不確定性，所以做大量的檢查一方面是為了「以防萬一」，另一方面更是要避免所謂的「應注意而未注意」。這些檢查的存在常常不是為了「病患」，而是為了「法官」。這類「防禦性醫療」被稱為「正向的防禦性醫療」（Positive Defensive Medicine）。

另一型態的「防禦性醫療」跟方才故事裡提到的狀況很類似，稱作「負向的防禦性醫療（Negative Defensive Medicine）」。「負向的防禦性醫療」指的就是將某些患者轉介給其他醫師或醫院，並拒絕提供可能伴隨較高風險的治療，諸如接生、手術、心導管、大腸鏡，或是各種侵襲性較高的醫療行為。願意處理急症、重症這類較困難、較複雜，又可能牽涉到死亡的醫師就越來越少。

根據哈佛大學公共衛生學院所做的調查發現，絕大多數的醫師在臨床工作上會採取防禦性醫療。有超過九成的受訪醫師採取「正向的防禦性醫療」，四十二％的受訪醫師採取「負向的防禦性醫療」。

有兩成的外科醫師和近三成的骨科醫師，不再替創傷的病患執行緊急手術，更有超過一成的外科、骨科、神經外科醫師停止執業。在婦產科方面，有接近五成的婦產科醫師停止執行產科相關業務。又，因為乳房攝影所衍生的醫療糾紛很多，使得受訪的放射科醫師中有五十四％不願判讀乳房攝影。另外，我們也會見到各種敘述型的報告越寫越模糊，越寫越保守。過去，大家總會把提供精確的報告視為一種驕傲；如今，「明哲保身、但求無過」似乎已成了不得已的上上之策。

從「老王事件」和「張嫂事件」我們不難體會會讓內科、外科、兒科、婦產科醫師陷入青黃不接的原因。

日常生活中我們總是面臨著無數的風險，行車風險和生命風險一樣都是無所不在；沒有人喜歡蒙受損失，但是當我們總是把自己的損失轉嫁予他人而要求賠償之時，更多的問題就會不斷浮現，糾纏著你我。表面上我們好像討回了什麼，實際上我們卻已失去了難以估計的許多許多。

PART5

交易生命

1／急診室裡的熟客

望著急診室裡的熟客們來來去去，手邊替他們寫下醫囑清單，治療的是永遠治不好的病……

急診室裡人來人往，小病、輕傷占了絕大多數，處理完之後便迅速離去；一些肺炎、發燒、骨折、傷勢較重的會轉入病房繼續治療；不過，另外還有些熟面孔總是習慣性地到急診室報到。寒流到來，氣溫驟降的夜裡會特別明顯。

附近的遊民、流浪漢都不約而同地至急診室報到。只要隨意挑個身上的毛病掛號就行了，諸如酗酒、肝硬化、糖尿病、氣管炎、傷口感染的狀況都是屢見不鮮。經過一夜好眠，享用完社工提供的餐點，待外頭陽光露臉暖和了，他們又會接二連三地不告而別，熟門熟路的，連手上的留置針頭都是自行扯去，扔在「感染性廢棄物」的垃圾桶裡。醫護人員都曉得，過幾天他們自然會再回來。醫院裡有廁所、有浴室、有鋪好的床鋪，既不收錢、又不會趕人，也就成了另類的優質旅店，招待著被家人遺忘、被社會遺忘，甚至被自己遺忘的人兒。

除了遮風擋雨外，有時候他們會被送來是因為爛醉倒臥路邊，不省人事。發放津貼補助的那幾天，更是如此。手邊有幾個錢，便一股腦兒全換成酒精，啤酒、米酒、紹興、高粱酒，管他是什麼，彷彿只要大口大口地落了喉，一切煩惱便會遠去。當然，煩惱並沒有消失，只是全都進了醫院。

若說這是浪費醫療資源，可他們又真的都有病，但其實完全無心去治療，願意乖乖挨針吃藥，也不過是想換一夜好眠。

教科書上都會描述，如果糖尿病不控制會如何如何、血糖過高會如何如何。但是這些人的血糖常常是五百、八百，卻還是這樣來來去去，渾不在乎。他們自在的高談闊論，對照那滿江紅的檢驗報告，實在是相當弔詭荒謬的畫面。

「先生，你的血糖要控制比較好喔。」護理人員會善意地提醒。不過，換來的往往是訕笑揶揄，「有飯吃血糖才會高啦，沒飯吃的時候自然就降下來了。」

雖然嘴上這麼說，不過根據病歷上的記載，他可是都有按時間領取胰島素和注射針頭，這些東西究竟去了哪裡，可就不得而知了。

除了酗酒，吸毒是另一個常見的問題。都已經沒錢吃飯了，怎麼還會有錢吸毒？當然有。在染上毒癮的人眼中，毒品肯定是擺在第一順位，肚皮空著也沒關係。因此，往往會花掉身邊的所有，當掉任何值錢的東西。當手邊終於沒錢買「貨」時，整個人會陷入委靡抑鬱昏睡，一連幾天賴在急診室裡，所有人都莫可奈何。

沒病嗎？當然有。在無數針孔的摧殘下，讓皮膚結起厚厚的痂，這些厚薄不一、顏色斑駁的硬皮又龜裂開來，像鱗片似的布滿四肢，錯綜的紋路扭曲地刻畫出詭譎的圖樣。腳踝上的血管，因為密集的注射，讓皮膚又紅又腫，嚴重的蜂窩性組織炎讓很多個孔洞滲著黃濁的膿湯汁液，卻只是隨意地用骯髒布條包紮。如果沒有親眼見著，很難想像有人能把自己搞成這副模樣。

若要幫他打抗生素作治療，那護理人員們可就苦惱萬分，因為全身上下表淺的血管都毀了，實在不知該由何處下針。

「你們不會啦！針拿來，我自己注就可以了。」不耐煩大家一再嘗試干擾他的睡眠，他老兄會把針劑討過去，就這麼輕而易舉地從指頭上細小的血管打進去，「這條比較彎，不過還會通啦。」這種高超莫名的針法，讓大夥兒讚嘆不已。要是能用在正途，肯定能造福世人，不可限量。

另外有幾個既糟糕又惡臭的傷口也常出現在急診室，他們是被社工帶過來的。其中一個人的右腳有四根腳趾頭都已經形成壞疽，變成黑色又些微風乾的腳趾暴露在外，腳背因為蜂窩性組織炎而紅熱水腫。只要稍微駐足，便能嗅到腐爛的惡臭。就是因為這樣，所以總有受到驚嚇的路人報警或請社會局處理，他才會一再的進出醫院。這種狀況需要截肢和後續的治療，來控制感染，每一位見過的醫生都是這樣建議，但他也從來都不會在醫院待太久，連包紮都不願意。

「哼！這怎麼可以切掉？就是要這樣，人家才會給我錢啊！」好像這是一種另類的展演，在街上販售「憐憫」，不夠悽慘就賣不到好價錢。

有一年附近舉辦街友尾牙，十幾個人吃壞了肚子，全進到急診室。七嘴八舌間，大夥兒一致認定是那道紅蟳米糕出了狀況，在瀉到虛脫之餘，卻仍不禁深深惋惜，「可惜那麼好吃，又香又Q，結果才進去兩個小時就全部出來了，有夠可惜。」

緬懷之餘，立刻便有人想到去破解此中奧妙，「這『紅蟳』……應該要簽幾號？」

「八隻腳，當然是要簽〇八。」

「還有一對螯，要算一〇。」

「不對啦，那些紅蟳都有剖半，簽〇二啦！」

幾位熟客們，一人躺一張床，各自出著主意，滿心想參透老天隱藏在這裡頭的諭示，期望藉此鹹魚翻身，因禍得福。興高采烈之時，幾乎都已經忘記了正是賭博讓自個兒身無分文。

※

頭一次見到黃俊憲（化名），也是因為瀉肚子來到急診。

「拉肚子拉了一整天，都是水便，量很多，幫我打一些點滴。」三十多歲年紀的他，坐在椅子上講，臉頰紅潤，精神奕奕。

「有發燒嗎？」醫生問。

「沒有。」

「肚子痛嗎？」

「不會。」

「家裡有人這樣嗎？」

「沒有。」

「有出國旅行嗎？」

「沒有。」黃俊憲回答得很簡短，很乾脆。

「先生，待會兒如果還有拉肚子，請你留一些檢體要去送化驗，然後我會開一些藥給你吃……」

醫生的話都還沒說完，黃俊憲笑著搖搖頭，道：「不用啦。我常在拉肚子，幫我補充一些水分就好了。」

像個熟客般要了床棉被，打上點滴後便呼呼大睡。

一場大覺醒來，便請護士幫忙拔掉點滴，辦理離院手續。

後來，在輪值急診的日子裡又陸陸續續見到他很多回。但是，和急診室裡其他的熟面孔不同，他的一身衣著整齊，乾乾淨淨。

醫師建議：「先生，如果常常這樣拉肚子，可能要考慮去作大腸鏡，檢查看看有沒有什麼問題。」像是潰瘍性大腸炎便會頻繁地腹瀉。

「不用啦，拉一拉就會好了。」黃俊憲笑了笑婉拒，可絲毫沒放在心上。

每一回，他總是熟門熟路地躺好、打點滴、睡大覺。偶爾見他會帶本書來翻看，在嘈雜忙碌的急診室裡顯得如此悠哉閒適，格外與眾不同。

和人說話的時候，很少會有眼神的接觸，黃俊憲總是很刻意地避開。有些護理人員會關懷地試著詢問他的病情，但他總是簡短地結束問答。曾經能言善道的他，隱藏著也躲避著被多一點的認識。

※

保險公司是他選擇的第一份工作。

「搭配意外險、醫療險和防癌險，能夠給您及家人最周全的保障！」黃俊憲熟練地解釋說明，透徹的分析讓他獲得客戶的信賴，在短短的一年中便以優異的表現贏得了百萬年薪。當同學都還騎著摩托車受風吹日曬時，黃俊憲已經替自己買了一輛車，帥氣的豔紅色馬自達。存摺裡迅速增加的數字，讓他感到自信非凡，夢大了、野心也大了。

「聰明的人是用錢滾錢，只靠雙手打拚是傻瓜，都什麼年代了？」黃俊憲得意地、自滿地畫起投資藍圖。股票市場是他第一個選擇。

認真研究了好些日子，選定幾支前景看好的股票，一舉投入的幾十萬，感覺像是擁有千軍萬馬奔騰。

一波順風車的漲勢，紅得發火，擋都擋不住。幾個禮拜內倍增的財富，讓世界變得光明美好、前程似錦。

「一天賺的錢比一個月薪水還要多，我還在等什麼？」整個夜裡，黃俊憲腦子盤算著越來越大的計畫，興奮得無法成眠。

黃俊憲亟欲投入更多更多的資金，準備翻倍再翻倍，「借用而已，下禮拜就還回去，沒差這幾天啦。」客戶繳的保險金，順理成章地被「暫時徵用」。彷彿是「撒豆成兵」的傳說，越爬越高的指數，黃俊憲更大步地買進廝殺。

這麼神不知鬼不覺地動過幾回後，胃口大了，膽子壯了，黃俊憲更私自用客戶的保單進行借款，取得更多的資金。

「幹完這一票就夠了！」每一回都這樣告訴自己，但卻又如何收得了手。

有了銀子，接下來便是買了房子，娶了妻子，人生快意，春風滿面。

風暴的襲來，沒有徵兆，更不會有預告。黃俊憲直到看見新聞才曉得爆發在地球另一端的金融風暴，但在這同時，所有的紙上財富已然煙飛消散。殘酷的事實讓幻夢醒了，原來所謂的投資只是一場失序的豪賭。

在孩子即將出世之際，黃俊憲失去了房子，失去了工作，也失去了自由。困在牢籠裡，他憶起了母親最常講，最老掉牙，總是被他嗤之以鼻的叮嚀，「做人要腳踏實地，安分守己。」

幾年之後，綁著兩隻辮子的女兒縮在母親的身後，驚懼怯生生地望著他，猶豫著叫：「爸、爸！」念幼稚園的她，生活中終於出現了「父親」這個既熟悉又陌生的角色。

緊緊擁著家人的他，下定決心要重新出發，好好打拚。但是，揹著詐欺、侵占等前科，想要找份腳踏實地的工作又談何容易。屢次碰壁讓黃俊憲越來越感到自卑，越來越沉默的他，常常會不自覺地躲開別人的目光，彷彿怕被人認出曾經刊在社會新聞版面的他。

※

「幫我打點滴補充水分就行了。」這是他最常說的話。躺在不甚舒適的推床上，有時候會再多要一顆枕頭，這樣可以當靠背坐起來讀報或念書。

「好的。」「謝謝。」「不會。」對話總是很簡短。

偶爾也會見他推著點滴架四處走走，散步閒晃，或者只是發呆等著點滴結束，等著時間結束。是的，六個小時。

「在急診留觀超過六個小時，就視同住院一日來理賠。」這句他曾經說過不下千百次的話，原來也能這樣子派上用場。

把過去買的幾筆醫療險加一加，住院一日的理賠金額就有七、八千元。只要認真一點「住院」，收入可是相當可觀。

正值壯年沒病沒痛的他，要裝病住院談何容易，醫生又不是傻子，太容易被識破。幾經思索，「腹瀉拉稀」便成了最佳選擇。一來這是個常見的毛病，二來也沒人會跟進廁所監視他瀉肚子，因此說了就算數，留在急診幾個小時打打點滴更是正規治療，無可厚非。

不過，現在的黃俊憲學乖了，收起野心，不敢再過度貪婪、好高騖遠，所以一個禮拜至多跑兩趟醫院，收入「夠用就好」。選了鄰近的幾間醫院輪流跑，也算是安安分分地度日。

有一回，不經意中聽到他講著手機，「爸爸在上班，你要乖，回家再帶你去夜市玩，好不好？」

望著急診室裡的熟客們來來去去，手邊替他們寫下醫囑清單，治療的是永遠治不好的病。醫療，一次又一次的讓人陷入悵然、困惑，深深迷惘。

2／乳房、子宮、女人

要切除自己細心呵護了幾十年的乳房，從來都不是簡單的決定……

乳房是女性的重要性徵，關係到曲線美感，更和身體形象、自我評價有密切的關聯。

四十四歲的許阿蘭進到診間的時候緊繃著一張臉，滿是焦慮緊張。自從她在左側乳房摸到腫瘤之後，便幾乎沒有睡好覺過。等待檢查的日子更是度日如年。當螢幕上出現讀取報告的畫面，她幾乎已經喘不過氣來。

醫師說：「從超音波影像看起來，這個很可能是惡性腫瘤，應該需要動手術處理。」

許阿蘭的眼神既震驚又渙散，好像聽懂了，又好像彷若不聞。呼喚了好幾聲，她才回過神來，結結巴巴地問：「真……真的……是乳癌？」

「這個要先做切片，病理化驗之後才會知道。」

「那……是不是要全部切掉……？」

「如果是惡性的，就要做進一步的手術治療。」

要切除自己細心呵護了幾十年的乳房，從來都不是簡單的決定。許阿蘭可是經歷許多掙扎，反覆討論，才終於鼓起勇氣接受治療。

因為腫瘤的尺寸已經不小，所以便進行了乳房全切除及腋下淋巴結廓清。術後的許阿蘭恢復還算順利，也如期出院，回到門診之後，她的臉上又有了笑容，只是不曉得是強顏歡笑，還是已經走出了心裡的傷痛。畢竟切除乳房對於女性而言，是相當大的衝擊。往後的日子不但要適應體態的巨變，還要適應與癌症共存的生活。

拔除引流管、拆線都是更後來的事，也代表療程告一個段落。

「這次的治療差不多到此結束，以後回門診定期追蹤就可以了。」我闔上了她的病歷。

扣上鈕扣，整理好上衣的許阿蘭連忙從包包裡抽出一份文件，道：「醫生，這個是勞保的殘廢申請書，要請你幫我填寫。他們說，切除一邊的乳房可以領六、七萬元耶！」她的語氣中充滿了期待。

我接過表單，翻著病歷，一一填上相關資料。

許阿蘭在旁邊坐了一會兒，有意無意地問：「醫生，你有沒有在拿子宮？」

我搖搖頭，「沒耶，那要找婦產科醫師。」

「那我剛切完乳房，能不能夠去拿子宮？」許阿蘭問。

「拿子宮？」我停下筆，疑惑地看著她。

「對啊，因為勞保規定要四十五歲以前拿子宮才有給付，聽說可以領十幾萬呢！」

3 / 幾顆才夠？

在極度無助、無望的困境下，器官掮客自然是趁虛而入，連拐帶騙的慫恿許多人「捐出」腎臟，告訴他們，「反正一顆就很夠用了。」

「醫生，今天的藥開多一點，因為我下禮拜要出國了。」蔡勇伯進到診間後便掏出一張機票擺在桌上。

「哦？要去哪裡？」我好奇地問，因為蔡勇伯固定每週一、三、五洗腎，若要出國旅行可是需要大費周章安排，相當不容易。更何況在國外血液透析更是所費不貲。

「這次要去印度，看他們換腎的技術會不會好一點。」

聽他這麼說，便曉得是打算過去那邊做腎臟移植。雖然當地的法律禁止器官買賣的行為，但是器官掮客猖獗，黑市交易依舊相當活絡。

「這趟去要花多少？」我好奇地問。

「咋咋咋，這次貴多了，都可以買一部進口車了。」蔡勇伯搖搖頭道：「收費這麼貴，技術總不能太差吧。」

「唉……去大陸那邊換，講話都會通，實在比較方便，不過上次那一顆用兩年就報銷了……」蔡勇伯嘆了口氣。

平心而論，那顆腎臟會報銷實在不能怪別人，因為蔡勇伯是出了名的壞脾氣，從來不願意按照醫生的指示乖乖服藥。在反覆的排斥之後，移植而來的腎臟當然也就衰竭了。蔡勇伯恢復了洗腎的生活，而衰竭的腎臟則留在他的右下腹裡漸漸萎縮。

值得一提的是，在他的左下腹還有另一顆腎臟，這顆腎臟是在印尼「換」來的。二〇〇四年的南亞大海嘯一瞬間捲走了數十萬條人命，而僥倖存活下來的，則是一無所有。在極度無助、無望的困境下，器官掮客自然是趁虛而入，連拐帶騙地慫恿許多人「捐出」腎臟，告訴他們，「反正一顆就很夠用了。」

欸，如果不好好愛惜，無論幾顆腎臟都是不夠用的。您瞧，蔡勇伯這不就已經搞壞了兩顆自己的腎臟，又糟蹋了兩顆別人的腎臟。

將印好的藥單交給蔡勇伯，目送他離開診間，滿懷希望地準備前去迎接他的第五顆腎臟。

4／人體工廠

金錢可以改變一切的行為、思想與判斷，當然也包括待人處事的態度……

在祕書的帶領之下，唐維霖走進了寬敞氣派的辦公室。

「唐醫師，歡迎！歡迎！」趙院長繞過偌大的辦公桌，熱情地迎上前來。

剛結束住院醫師生涯，取得泌尿科專科醫師的唐維霖禮貌地點點頭，端詳著眼前這位前額微禿、個頭不高，卻名聞遐邇的院長。趙院長的父親是聲名顯赫的外科醫師，經過二十多年的經營，把原來的外科醫院擴展成綜合醫院，近來起了大樓，頗具規模。

趙院長本來也是位醫師，不過在

年邁的父親退居幕後之後，便接任院長的職務，專心於經營管理，也就漸漸離開了臨床工作。

趙院長放開厚實的雙手，不住口地誇讚，「唐醫師的手又細又長，看就知道很會開刀，你們主任說，你是不可多得的人才，要不是我一再拜託，他還不願意讓你走呢！我們這種地區醫院最需要你這種有衝勁的年輕醫師。」

趙院長親自帶著唐維霖下樓到醫師辦公室，介紹大家認識，「蕭醫師是我們這裡的泌尿科主任，這幾年來都只有他一個人撐著，開刀、門診、急診、看照會，全年無休，幾乎都以院為家。聽到有新人要加入，最開心的應該就是他的老婆了。」

頭髮灰白的蕭醫師起身致意，一邊呵呵笑著。

趙院長拍拍唐維霖的肩膀，「蕭醫師是老前輩，一定會照顧你，你要跟他好好學習。」

熱心的院長，一團和氣的氛圍，唐維霖順利完成了報到手續，在新的醫院展開新的生涯。

※

頭一次參加全院的會議，讓唐維霖大開眼界。在住院醫師那幾年中參加過的會議不知凡幾，討論的主題大多是疾病、術式、個案或期刊。但，在趙院長主持的會議卻是全然不同的樣貌。

「這個月小兒科的業績比上個月掉了快二十%，主任能不能跟大家說明一下發生了什麼事？」趙院長毫不避諱，大剌剌地使用「業績」這個詞。

「加護病房最近的占床率只有八成，內、外科都要多多改進，不要空著病床給蚊子住，還讓牠們吹冷氣。記住！養『小姐』也是要錢的。」趙院長口中的「小姐」當然就是護理人員，如果病床沒有住滿「客人」，護理人員就是他眼中的賠錢貨。

皮膚科的業績雖然不錯，但是也被點名關切，「皮膚科自費的項目有漸漸成長，不過要再加把勁兒，不要忘記，買機器都是要錢的。」反正業績退步的要檢討，成長不夠的也要檢討。

討論完各科的業績之後，趙院長總是不忘叮嚀大家：「能開的檢查就盡量開，能住院就盡量住院，有需要就盡量轉給同事，把病人留下來，看越多科越好。」

趙院長希望留住每一個病患而且同時看很多科，更是希望基層診所的醫師能轉介更多的患者上門。只要轉介一個病患，就會給予「實質」的回饋。對於此類傳聞，唐維霖過去僅有約略耳聞，這會兒才曉得原來「行情」都是清清楚楚，連救護車把病患送到急診也有小小的「謝禮」。

不過受限於全民健保的總額支付制度，每到了季末，趙院長的指示也會有所不同，「這一季健保的總額已經快到了，各位醫師就把握這兩個禮拜去放假，能休診就休診，能轉走就轉走，要排刀就盡量移到下個月，不然開一個虧一個，到時候各科部要自行吸收成本。」

每次會議的主題大概就是如此，重點就是業績、業績、業績，各個科別都拿出來比，比成長，評走勢。這也難怪趙院長會大力推崇泌尿科的蕭主任，因為蕭主任的業績向來都是名列前茅，一個人就抵得上兩個人的量，開刀數多、門診量大、名下收治的住院病人就占了半個病房。

唐維霖終於恍然大悟，原來當院長熱情地拍著自己的肩膀時，可是有著很深的期許。

※

唐維霖剛升任主治醫師，認識他的人較少，門診的患者自然不多。不過唐維霖倒是挺享受這樣的看診模式，可以不匆不忙好好講解。男人到了一定年紀都會變得較為頻尿，許多老先生總誤以為是膀胱無力收縮，才讓解尿滴滴答答，如同俗諺說的：「少年放尿射過溪，老人放尿滴到鞋。」

其實這是因為攝護腺的關係。隨著年紀攝護腺逐漸增生腫大，因為攝護腺位在膀胱的出口處，所以便會影響膀胱排空，使得排尿斷斷續續，既排不乾淨也常有尿意，嚴重的時候更會完全無法解尿，導致急性尿滯留，苦不堪言。經過解說，患者會對自身的問題較了解，也更願意配合服藥。

有天上午，一位老先生進到門診便直截了當地說：「醫生，我的攝護腺肥大越來越嚴重，你幫我開刀開一開好了。」

翻開他的病歷，僅有幾次泌尿科就診紀錄，蕭主任龍飛鳳舞的筆跡頗難辨識。

大多數人提到開刀都是千百個不願意，會開門見山就說要開刀的人是絕無僅有。

唐維霖問：「你吃藥的效果怎麼樣？」

老先生從口袋裡掏出空藥盒，道：「蕭醫師開這種藥給我，結果現在一個晚上要跑十幾次廁所，躺下來翻兩番就想放尿，根本就不能睡覺。我看還是開刀開一開好了。」

「你吃哪一種藥？」

老先生語帶抱怨：「吃這款，一點幫助都沒有。」

唐維霖接過藥盒仔細一瞧，不由得愣住了，又驚又疑。

治療良性攝護腺肥大常用的藥物是甲型交感神經阻斷劑，主要作用是能夠放鬆攝護腺內部和膀胱頸的平滑肌，讓解尿可以較為順暢。但是，老先生的藥盒卻是讓「尿量」增加的利尿劑。本來就已經排不乾淨了，再加上利尿劑的作用，尿量大增，當然就會整夜困在廁所裡。

唐維霖感到困惑，只好委婉地道「欸……阿伯，我開別種藥給你試試看，好不好？」

「免啦！主任說，吃了利尿劑如果還是解尿不順，就只有開刀一途。」老先生道：「他說，用那個什麼雷射開刀效果比較好，但是要二十幾萬。雖然可以分期付款，但終究還是一大筆錢，我想問說，找你開有沒有比較便宜啊？」

當金錢的影子浮現，此間關鍵，唐維霖似乎漸漸了解。利尿劑當然無法治療攝護腺肥大，但是折騰了幾個晚上，就肯定可以讓老先生打定主意接受手術，心甘情願。與其說是開錯了藥，倒不如說這是一個完美的圈套。

隨著了解日深，唐維霖對於蕭主任越加保持距離，因為在他看似溫厚的外表之下，藏著許多的不為人知。

業績好，自然會是院長眼裡的楷模表率；不過，在病患的眼中，蕭主任也是一等一的好醫師。病房、診間經常都有盆花植栽，寫滿了感謝，讚美著妙手回春。

但是蕭主任的名聲，卻常常替唐維霖帶來困擾。

蕭主任對於病患或家屬所提出的要求，都是照單全收，無論是想要住院、想要多住幾天，或想要多開一些藥，統統來者不拒。

所以當唐維霖按照規矩看診、作處置時，總會受到批評或質疑。

「人家蕭主任什麼藥都會開給我，你為什麼不能開？」

「不管看什麼病，蕭主任都讓我用重大傷病卡，為什麼你就不讓我用？」

「年輕人做事情這麼古板，不知變通！」

有人不滿，有人輕蔑，有人責難。每每接到抱怨的投書，祕書室都會苦口婆心地勸告：「病人付的錢都一樣，能夠做越多檢查，領越多藥，當然就會越滿意。兩全其美，豈不甚好？」

遭遇多了，連唐維霖都開始弄不明白，堅持一些單純、正確的原則，為何會如此困難重重。如果院長想要多一點業績，患者想要貪一點便宜，醫生更可以博得美名，那所謂的堅持難道只是無聊、活該的自討苦吃？

※

金錢可以改變一切的行為、思想與判斷，當然也包括待人處事的態度。半年過去了，唐維霖的病人數量依舊讓趙院長很不滿意。面對唐維霖，趙院長早就收起了那個熱情和藹的模樣。

這幾年來趙院長信仰著「有錢可使鬼推磨」的道理，又或許這樣的道理早就更進一步的被扭曲成「會賺錢就好，管他是人？是鬼？」

在例行的會議裡，唐維霖越來越能感受到緊迫盯人的壓力。

盯著報表，趙院長冷言冷語地說：「多請一個醫生，泌尿科的業績卻一直沒有變化，蕭主任可能要回去想想辦法。」這句話很明顯的是指桑罵槐。

又經過了幾個月，趙院長終於會耐不住脾氣直接點名，絲毫不留情面，「唐維霖，你的業績太不像話了，去跟蕭主任好好學習！」

過沒多久，唐維霖離開了那家化名為「醫院」的「人體工廠」，拒絕繼續扮演「藥物販賣機」和「手術製造機」的角色。攪拌眼前的咖啡杯，望著泡沫轉呀轉的，他突然抬起頭來說：「育志，不然我學你也來寫寫文章好了，他們那一套我是真的學不來啊。」

醫學讓金錢與生命產生了深刻的連結，伴隨而來的困境卻是如此糾葛交雜，讓人深深迷惘。

5／生命，一斤多少？

當天平過度傾向市場規範的一端時，我們所期待的醫學將漸行漸遠……

在餐廳裡大快朵頤之後，我們拿著帳單心滿意足地付錢離開，錢買到了食物，買到了美味，買到了飽餐一頓。在服飾店裡，我們提著大包小包付錢離開，錢買到了亮眼美麗的新衣服。在電影院裡，我們買票進場，錢買到了驚險、歡樂、哀傷、感動、驚悚等各式各樣的體驗。這是天天在我們周遭進行的交易，無論使用的「通貨」是貝殼、是可可豆、是美金，還是新台幣，一手交錢，一手交貨，是如此天經地義的理所當然。

在醫院裡，我們拿著批價單到櫃檯繳費，我們買到的究竟是什麼？是花花綠綠的藥丸?是住院的服務?還是依舊疼痛的刀口?

再換另一角度來思考,醫師眼中的病患究竟是什麼?是遭受病痛需要幫助的人們?還是捧著白花花的鈔票送上門來消費的顧客?

※

因為人類個體的力量很有限,為了要在險惡的自然環境中生存,群居是較有利的生活方式。為了要讓群居社會得以運作,人類會依循兩種準則,市場規範和社會規範。在社會規範中,我們會採取合乎禮節、互助、利他、仁慈,或其他各種符合社會價值觀的行為;而在市場規範中,我們會考量利己、價格、成本、效益、報酬率,凡事都清楚分明。我們的腦子裡存在這兩種模式,只要被啟動了,我們的行為就會依循不同的決策方式。

就好像當同事的車子拋錨時,我們會載他一程,但是不會跳表計價收費。或者,當我們去拜訪老朋友時,我們會帶土產、蛋糕、小禮物,而不會在進門的時候掏出五百元的鈔票當見面禮。送情人節禮物的時候,我們不會強調禮物的價格。當老婆煮了一桌好菜時，我們會又親又摟，但不會用小費打賞。這些都是屬於社會規範的行為，在行事考量上並沒有特定的對價關係，也不求等值回報。在依循社會規範的世界裡，人們較會選擇友善、互助，也會建構出一個對我們比較親切、和善、溫暖的環境。

相對的，在依循市場規範的世界裡，講究的是錙銖必較、將本求利、銀貨兩訖，任何東西的存在都是為了賣錢，也都是為了賺錢。之於店家，「利益」是唯一的考量，無論商品的品質如何，反正只要賣掉了就能夠獲利，管他是好、是壞、有用、沒用。之於顧客，「金錢」也是唯一的語言，花錢就是老大，管他有理、無理。市場規範的世界裡必然會較為冰冷、現實，也存在較多的欺騙與詐術。

醫學的存在是為了解決人類的病痛，蘊含著助人的概念，也因如此，長久以來「醫學」被賦予了「利他」的期待。在社會規範中，醫師所做的決定與判斷都是為了幫助病人，並以「病人」為出發點，也因為助人而獲得敬重；病患是因為「需要」而得到醫治，無關身分、種族、貧富、與權勢。這也就是醫師誓詞中所傳達的概念。

並不難想像，在醫學的領域裡，讓人們採用「社會規範」的模式來運作，對醫師和病患雙方都比較有利。我們總是會期待醫師以病人的利益出發點，替患者做出最好的建議與選擇。另外醫師也不會希望自己認真照顧病人之後，被當成一種單純的買賣行為。

當醫病雙方採用純粹「市場規範」的思維來看待醫療時，醫療的行為便成了一種交易，雙方都將著眼於替自己追求最大的利益。醫師開藥的時候，所考量的不再是患者的需求及可能的副作用，而是思考哪一種藥成本最低、利潤最高。需不需要開刀、開什麼樣的術式，考量的不是適應症，而是可以獲得的手術費用。而病患繳了錢住院，就認為應當要享受飯店一般的服務品質。想當然耳，這樣絕不是我們所樂見的狀況，既會讓天下大亂，也讓我們無所適從，搞不清楚到底該不該吃藥，或者該不該開刀。

人的行為非常容易受到金錢影響

究竟什麼情境之下，會讓我們的行為模式從社會規範的準則跳到市場規範裡呢？其實非常容易，只要讓人的腦子裡考慮到金錢，就足以改變我們的行為。

心理學家做了一系列的實驗，想看看金錢對於行為會造成什麼樣的改變（註八）。研究人員請受試者在電腦螢幕前填寫問卷，然後三組受試者會看到不同的螢幕保護程式，第一組人會見到水中有許多的鈔票在漂流，第二組人見到水中有魚在游動，第三組人見到空白的畫面。接下來，研究人員請受試者幫忙擺兩張椅子，準備和另一位受試者進行對話。實驗結果發現，第一組人擺放兩張椅子的距離明顯地遠過第二和第三組人，而第二組和第三組人之間則沒有差異。也就是說，當我們的腦子接受到「金錢畫面」的暗示之後，會不自覺地和他人保持較大的距離。

除了使用金錢的畫面之外，研究人員也使用「重組造句」來測試人類的行為。研究人員會發給受試者一組字彙，請他們利用這些字彙組成句子。一組受試者拿到的字彙和金錢有關，例如「高薪」；另一組受試者會拿到中性的字彙，例如「外頭很冷」。在完成這些造句之後，研究人員問受試者願不願意協助輸入資料。

結果發現，採用中性詞彙這組人自願協助的時間平均為四十二·五分鐘，而受到金錢相關詞彙暗示的這組人則明顯較少，僅約二十五分鐘。可見光是在腦子裡想著和金錢相關的詞彙就足以改變人類的行為及協助他人的意願。

另外，研究人員也讓受試者玩大富翁，並讓受試者保有不同金額的玩具紙鈔，有人擁有四千元的玩具紙鈔，有人擁有兩百元的玩具紙鈔，有人則完全沒有。接著，研究人員安排另一個人端著文件和一盒鉛筆路過，並且「意外」讓鉛筆盒掉落，將鉛筆撒滿地，看看受試者會不會幫忙撿拾鉛筆。實驗結果發現，擁有較多玩具紙鈔的人，會提供較少的協助。

從這些實驗可以發現，人類的行為非常容易受到「金錢」的影響，無論是玩具紙鈔、金錢的影像，甚至是金錢的詞彙，都會將我們的大腦轉換成「市場規範」的模式，和旁人保持距離、降低互助的意願、採取自利的行為決策。

可以想見，當我們過度強調金錢的角色，肯定會嚴重傷害醫學的本質。如果醫院裡的會議討論的主題都是業績，那醫生的想法就會不自覺地偏向金錢。我們絕不希望醫生把自己當成唯利是圖的商人，也不希望患者把自己當成顧客。偏偏，醫學的存在卻又總是和金錢脫不了干係。醫療的執行不可避免的需要耗用大量的資源，無論是藥材、衛材、器械，這些都要價不菲。因此醫學讓無形的生命和有形的物質世界產生連結，並深深糾纏。

但是，更可怕的是現今的制度卻又一再地強化市場規範在醫學中所扮演的角色。廉價的醫療不可避免地引起了過度的醫療需求，如此大量的醫療需求讓醫院經營者樂不可支。由財團經營的醫院，營利自然是唯一的目標，看診、開刀、開檢查，所有的治療與處置皆被視為「業績」，且必須不斷成長。而公立醫院也逐漸加入了這樣「唯利是圖」的行列。在這樣的環境之下，醫師面臨種種醫療決策時，傾向或被迫採取「市場規範」的思維，將衍生許許多多的問題。

當市場規範過度地侵入「醫學」這個領域時，許多的判斷與思維都會遭到扭曲。同樣的，隨著市場規範侵入「生命」這個領域時，人們看待「生命」的觀點也起了巨大的變化。

隨著醫療保險的盛行，讓疾病或器官成了可以「獲利」的工具。有些人會希望多住幾天醫院，或是割掉某些器官來換取金錢。

另一方面，也有人希望用金錢買到生命或美貌。花錢隆乳、隆鼻早已經是家常便飯，花錢買腎臟亦是公開的祕密。生命成了可以買賣的標的物。

世界的運行當然不可能純粹的仰賴社會規範或是市場規範，但我們都要曉得，當天平過度傾向市場規範的一端時，我們所期待的醫學將漸行漸遠。

＊註八　Vohs KD, Mead NL, Goode MR. The psychological consequences of money. Science. 2006 Nov 17;314(5802):1154-6.

熟年館 03

臺灣的病人最幸福——有圖有真相

作　　者　劉育志
叢書主編　何珮琪
責任編輯　何珮琪
封面設計　吳郁婷
內頁編排　黃馨慧
校　　對　謝惠鈴

發 行 人　施嘉明
總 編 輯　方鵬程
編輯部經理　李俊男
出版發行　臺灣商務印書館股份有限公司
編 輯 部　10046 臺北市中正區重慶南路一段三十七號
　　　　　電話：(02) 2371-3712　傳真：(02) 2375-2201
營 業 部　10660 臺北市大安區新生南路三段十九巷三號
　　　　　電話：(02) 2368-3616　傳真：(02) 2368-3626
客服專線　0800-056196
郵撥帳號　0000165-1
E-mail　ecptw@cptw.com.tw
網　　址　www.cptw.com.tw

局版北市業字第 993 號
初版一刷　2013 年 6 月
定　　價　新臺幣 280 元

ISBN 978-957-05-2837-4

臺灣的病人最幸福 : 有圖有真相 / 劉育志著 . -- 初版 .
-- 臺北市 : 臺灣商務 , 2013.06
面 ;　公分 . -- (熟年館 ; 3)
ISBN 978-957-05-2837-4(平裝)
1. 醫學 2. 醫病關係 3. 文集
410.7　102009160